新时代全国高等院校体育学系列教材

体育养生教程

庄永昌　编著

北京体育大学出版社

策划编辑　佟　晖
责任编辑　佟　晖
责任校对　郝　彤
版式设计　联众恒创

图书在版编目（CIP）数据

体育养生教程 / 庄永昌编著 . -- 北京 : 北京体育
大学出版社 , 2024. 6. -- (新时代全国高等院校体育学
系列教材). -- ISBN 978-7-5644-4135-7

Ⅰ . R161.1

中国国家版本馆 CIP 数据核字第 2024DH4614 号

体育养生教程
TIYU YANGSHENG JIAOCHENG

庄永昌　编著

出版发行：北京体育大学出版社
地　　址：北京市海淀区农大南路 1 号院 2 号楼 2 层办公 B-212
邮　　编：100084
网　　址：http://cbs. bsu. edu. cn
发 行 部：010-62989320
邮 购 部：北京体育大学出版社读者服务部 010-62989432
印　　刷：三河市龙大印装有限公司
开　　本：787mm×1092mm　1/16
成品尺寸：185mm×260mm
印　　张：7
字　　数：190 千字
版　　次：2024 年 6 月第 1 版
印　　次：2024 年 6 月第 1 次印刷
定　　价：30.00 元

编写说明

　　体育养生是最具体医融合特色的一种锻炼手段，有助于形成终身体育的理念，它不受性别、年龄的限制，具有内外兼修的特点，可以成为终身的体育陪伴。

　　北京体育大学体育养生课程始于 20 世纪 80 年代，自开课以来，得到了学生的充分认可。随着学科建设的发展，课程体系逐渐完善，体育养生课程的重要性日益凸显，但多年来一直没有适合的教材。本教材是为北京体育大学面向全校学生开设的体育养生公共必修课所编写的，同时，也可作为高等教育非体育专业体育养生课程选修教材使用。

　　本教材的编写遵循科学性、实用性的原则，是对我国传统养生理论与方法的守正创新、继承发展。本教材突出理论与实践相结合的特点，简明扼要地阐述了体育养生的基本理论；依据编者多年的教学经验，图文并茂地介绍了体育养生功法。学生在学练的过程中，一方面，可以提高身心健康素养；另一方面，可以体悟中国传统文化的博大精深。

　　本教材介绍了体育养生的基本理论和体育养生功法，体育养生的基本理论包括体育养生概述、体育养生的理论基础，体育养生功法包括体育养生基本功、体育养生功前热身、健身气功·八段锦、坐势健身术。

　　本教材得以出版，离不开北京体育大学各级领导尤其是教务部门的支持，以及体育养生教研室同人们的帮助。本教材在编写过程中得到了北京体育大学杨柏龙教授、胡晓飞教授的大力支持，在图片拍摄过程中得到了胡少辉博士的帮助，在此表示诚挚的谢意。

　　本教材在编写过程中，参考、引用了大量文献资料、研究成果，在此对相关作者表示衷心的感谢。由于编者水平有限，疏漏和不足之处在所难免，敬请使用本教材的广大读者提出宝贵意见和建议。

庄永昌

2022 年 3 月

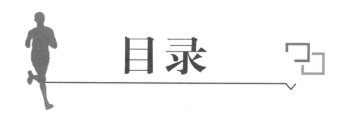

目录

第六章　坐势健身术

第一章 体育养生概述

中国养生文化历史悠久，体系博大精深，内容丰富多样。体育养生是中国养生文化的重要组成部分，是中华民族在长期追求健康、探索生命规律的活动过程中的实践积累和经验总结。在数千年的发展过程中，体育养生融入、吸收了中国传统文化的思想和内容，逐渐形成其独特的体育养生方式和理论知识体系。直到今天，体育养生在人们预防疾病、增强体质、修养身心等方面依然发挥着重要的作用。

一、体育养生的起源和发展

体育养生究竟起源于何时，至今未见直接的文献资料，但是我们可以从现有的间接资料来考证分析。

1973 年，在青海省大通县上孙家寨村，发掘了一批新石器时代的墓葬，其中有一个舞蹈纹彩陶盆，绘有黑色舞蹈人形，神态逼真，五人一组，手拉手，面向一致，共有三组。关于舞蹈内容说法很多，有专家就认为它生动地反映了五千年前先民的舞蹈，而这种舞蹈与其后导引的产生有密切关系。1975 年，在青海省海东市乐都区柳湾三坪台出土了马家窑文化时期的彩陶罐等文物，在彩陶罐上有一个彩绘浮塑人像。人像双目微闭，口形近圆，微向前翻，腹部隆起，双手张开，放在腹部两旁，两膝微屈，双脚分开，略比肩宽。经有关专家考证，该文物已有五千多年的历史，浮塑人像展示的是一种站桩姿势，是古人服气吐纳的练功形象。远古时代，人类的生活条件很艰苦，人们通过自身的肢体"动作"以避寒冷，不至于因外界环境的变化而受到伤病的侵扰。这正是对原始体育养生、保健的一种描述。

《吕氏春秋·古乐篇》记载："昔阴康氏之始，阴多滞伏而湛积，水道壅塞，不行其原，民气郁阏而滞著，筋骨瑟缩不达，故作为舞以宣导之。"可以看出，这是舞蹈与治病、养生的结合。

从上述考古发现、文献资料可以看出,我国古代劳动人民在长期同疾病作斗争的过程中逐渐认识到运动对人体健康的作用,并创造一定的"动作""舞"等运动形式以达到预防、治疗疾病的目的。这里的"动作""舞"等运动形式就是体育养生的最初形式。

先秦时期及秦代,诸多书籍由于年代久远难以流传下来,但这一时期的体育养生运动已渐成形并得到初步发展。例如,《庄子·外篇·刻意》:"吹嘘呼吸,吐故纳新,熊经鸟伸,为寿而已矣。此导引之士,养形之人,彭祖寿考者之所好也。"这是有关"导引"一词的最早记载。

汉代体育养生运动有了新的发展。1973年,在长沙马王堆三号汉墓出土的帛画《导引图》,向人们展示了古代导引术的真实形象。该帛画上共有44个形态各异的独立的动作姿势,排列成4排,每排有11个图,动作姿势之间没有联系,部分动作姿势旁有简单的文字说明,部分动作姿势旁的文字难以辨识或残缺丢失。从动作姿势上看,有站功,也有坐功;从练习形式上看,有徒手动作,也有手持器械的动作;从现存的文字说明来看,有的是说明动作方法,有的是说明动作与呼吸的配合方法,也有的是说明治疗祛除某种疾病的方法。1984年,在湖北江陵张家山汉墓中出土的《引书》,是古代养生文献中直接以"导引"命名的专著。其中不仅记载了导引动作名称,还详细解释了这些方法的动作要领。在运动形式上,《引书》中记载的既有徒手练习,也有持器械练习,其中,徒手练习包括站功、坐功、卧功、行功等。《导引图》和《引书》的出土让我们了解到导引运动在汉代早期的发展状况,当时已形成多种练习方法和运动形式。而到了汉代末年,名医华佗在继承古代导引运动的基础上,创编了五禽戏,标志着导引运动的进一步发展。早在一千多年前,华佗就提出通过运动来强身健体、预防疾病的思想,还提出具体的操作方法,即通过"熊颈鸱顾,引挽腰体,动诸关节"的全身运动,以达到"谷气得消,血脉流通,病不得生"的健身养生目的,并且指出运动量要适度,运动强度不能过大,即"不使极尔"。可以说,华佗的通过运动来强身健体、预防疾病的思想与当今国家倡导的体医融合相呼应。

在三国两晋南北朝时期,道家养生思想对体育养生有较大的影响,同时出现了不少有关体育养生方面的专著,为体育养生注入了新的内容。葛洪是东晋时期的名医,其在《抱朴子》一书中记载了多种健身养生的方法,包括肢体动作、自我按摩等内容,其方法更看重实际作用,注重养生效果。陶弘景是位医家,推崇道家养生思想,他对流传下来的养生资料进行整理,编撰成《养性延命录》一书,该书保存了诸多古代导引的资料,并提出了许多具有实际作用的功法。例如,在列述了前人调气法的基础上,陶弘景提出"六字服气法":"纳气一者,谓吸也。吐气六者,谓吹、呼、唏、呵、嘘、呬,皆出气也。"

隋唐时期的体育养生运动继承了三国两晋南北朝时期的成就,体育养生运动被广泛应用于医疗实践。隋代太医巢元方等广泛吸收了前人导引养生和导引疗病的经验与方法,编撰成医书《诸病源候论》,该书是中国最早的论述以内科为主的各种疾病病因和证候的专著。书中记载的导引术治疗疾病范围十分广泛,并对各种疾病所对应的导引动作操作方法都做了详细的说明。唐代名医孙思邈躬身实践,学术思想兼融,其在《备急千金要方》《千金翼方》等中都论述了导引养生的理论和方法，其所创"调气法""导引法"简明易学。而唐代女道士胡愔进一步推动了导引运动的发展，其在《黄庭内景五脏六腑补泻图》一书中，论述了四季变化与人体脏腑之间的关系，将导引运动按脏腑生理、病理进行配置，并给出了"肝脏导引法""心脏导引法""脾脏导引法""肾脏导引法""胆脏导引法"等。

到了宋代，出现了三种影响力很大的导引术：第一种是宋朝初年陈抟创编的"十二月坐功"，共二十四个动作，按照二十四个节气进行练习；第二种是蒲虔贯创编的"小劳术"，这是一种以按摩为主的健身方法；第三种是这一时期诸多文献中记载的"八段锦"。八段锦经过历代养生家的传承，从东晋葛洪《神仙传》一书中始见"八段锦"一词，发展到宋代以歌诀形式呈现并广为流传。这一时期的八段锦逐渐趋向规范化、简约化，由于歌诀朗朗上口，动作简单易行，功效显著且有针对性，受到人们的喜爱，发展至今依然有着广泛的群众基础。

体育养生在明清时期有比较大的发展，主要表现在对古代导引资料的汇集整理和对古代导引方法的改造与创新。明代很多医家、养生家在对古代导引方法进行汇集整理的基础上，做了进一步阐述和说明。这一时期出现了大量的导引养生著作，如高濂编撰的《遵生八笺》、周履靖编撰的《夷门广牍》、冷谦编撰的《修龄要旨》等。在明代出现的托名达摩创编的《易筋经》，由十二个动作组成，将调息练气与肢体活动紧密地结合在一起，既练外又练内，具有很好的强身健体功效。《易筋经》是论述内壮与外壮的理论与功法，这种锻炼形式和理论上的变化，正是体育养生在明代时期的创新和发展。明清时期的武术发展，也吸取了体育养生的思想和内容，这进一步推动了体育养生的发展，以及体育养生新的运动形式的出现。最具代表性的是明末清初出现的太极拳，它将武术技击与体育养生动作相结合，既有体育养生的特点和效果，又有武术技击的功能。

中华人民共和国成立后，古老的体育养生运动在党和政府的重视和关怀下重获新生。刘贵珍在习练传统导引吐纳功法的基础上，创编了内养功、强壮功、保健功等功法，并将其命名为"气功疗法"，先后出版《气功疗法实践》《内养功》等，在当时社会上引起了很大的反响，"气功"一词也广为流传，成为导引、吐纳等传统运动养生功法的代名词。中华人民共和国成立后不到10年的时间里，全国范围内就相继建立起数十个气功医疗单位。为进一步继承弘扬中华优秀传统文化，推动健身气功事业的发展，更好地满足广大群众强身健体的需求，2001年6月，国家体育总局正式成立了健身气功管理中心。健身气功管理中心成立后，在深入调研和广泛征求意见的基础上，提出了"讲科学、倡主流、抓管理"的总体工作思路，组织专家挖掘整理优秀传统养生健身功法，编创健身气功新功法，先后创编了健身气功·易筋经、健身气功·五禽戏、健身气功·六字诀、健身气功·八段锦、健身气功·太极养生杖、健身气功·导引养生功十二法、健身气功·十二段锦、健身气功·马王堆导引术、健身气功·大舞等系列功法，积极引导广大群众开展健康文明的健身气功活动。健身气功管理中心的成立，标志着健身气功管理逐步走上了规范化的道路。

二、体育养生的概念和体育养生功法分类

（一）体育养生的概念

中国传统养生文化源远流长，以身体活动为主要形式的运动养生方法是其重要内容之一。中国传统运动养生经古代养生家千百年的实践探索，形成了自身独特的思想与理论体系，并呈现出形式多样的运动养生方法。发展到今天，形式多样的传统运动养生方法已成为中华民族特有的传统体育项目，统称为体育养生。同时，随着人们生活水平的提高，健康意识日益增强，现代人也以传统养生理论与方法为基础创编了诸多运动健身、养生的方法，在强身祛病、修身养性等方面发挥着积极作用。因此，"体育养生"一词逐渐成为传统运动养生方法和现代人以传统养生理论与方法为基础创编的运动健身、养生方法的统称。

相对其他诸多养生方法而言，体育养生有其自身的特点，那就是通过自我锻炼来达到保养生体的目的。这其中包括肢体运动、呼吸调整等。在《庄子·外篇·刻意》中："吹嘘呼吸，吐故纳新，熊经鸟伸，为寿而已矣。此导引之士，养形之人，彭祖寿考者之所好也。"这里所说的"吹嘘呼吸，吐故纳新"是吐出浊气、吸入清气的呼吸运动，"熊经鸟伸"是模仿熊、鸟等动物的肢体练习。练习"吹嘘呼吸，熊经鸟伸"的人被称为"导引之士"，这样的"导引"练习可以起到"养形"、益寿的作用。这是最早将呼吸运动与肢体练习相结合作为养生方法的文献记载。在随后的发展过程中，养生术又逐渐融入了意念活动等内容。发展到今天，人们运用解剖学、生理学、心理学等现代人体科学的知识、方法揭开了体育养生的神秘面纱，并用现代科学的方法来指导体育养生锻炼，以达到预防疾病、促进身心健康和提高生活质量的目的。

因此，我们可以这样理解，体育养生是中华传统文化的重要组成部分；是以自身肢体运动、呼吸调整、意念活动为锻炼手段，以保养身体、提高生命质量为目的的民族体育项目。

（二）体育养生功法的分类

体育养生功法可以按照不同的分类方式进行分类。

1. 从练功姿势分类

（1）站功

站功是指以站立姿势进行锻炼的功法。在练习时以站立为主，使躯干、四肢保持一定的姿势，全身放松，以达到意念集中、平心静气；或者以站立姿势为主，通过调整身体各部位姿势，以完成功法练习。站桩是一种体育养生运动中常见的方法，如抱球桩、扶按桩等。站式练习对提高身体健康效果明显。

（2）坐功

坐功是指以坐着的姿势进行锻炼的功法。坐功分为平坐式、靠坐式、盘坐式、跪坐式等。其中盘坐又分为自然盘、单盘、双盘等。

（3）卧功

卧功是指以卧着的姿势进行锻炼的功法，主要有仰卧式、侧卧式、三接式。卧功练习常用于静功练习者或体弱、行动不便者。对一般练习者来说，卧功可作为睡前、醒后的辅助练功方法。

（4）行功

行功是指以行走姿势进行锻炼的功法，其运动方向可以是向前上步也可以是向后退步，如五禽戏、太极拳等。

2. 从形体动静分类

（1）静功

静功是指练习时身体姿势相对固定不动的锻炼方法。一般采用站、坐、卧等基本保持不动的姿势，通过放松、入静，配合意念活动和各种呼吸方法一起练习。

（2）动功

动功是指练习时通过各种不断变换肢体动作的锻炼方法。相对于静功而言，动功是按一定的动作方法，以有规律、有节奏的伸、屈、俯、仰、拧、转等肢体动作，达到壮骨强筋、调理脏腑的目的，如五禽戏、八段锦等。

（3）动静相兼功法

动静相兼是指既练动功又练静功；或是指某些功法具有动静两重特点，要求外动内静、由动归静，如达摩易筋经、峨嵋十二桩等。

3. 从功法流派分类

（1）医家功法

医家功法是指以中医基础理论为指导，以防病治病为目的的功法流派。医家功法在《黄帝内经》中称为导引，与毒药、砭石、九针、灸焫、按跷共同组成当时主要的医疗措施。在之后的历代，本着中医辨证施治的原则，医家功法不断吸收道、儒、佛、武等诸家功法之精华，为防病治病所用，并且自身功法体系获得不断完善和发展，成为中医学的重要组成部分。

（2）道家功法

道家功法是指由道教人士创编的或由道家学者所倡导的功法流派。该流派功法以养生长寿、强身健体为目的，以气通周天为基本方法，以性命双修为主要特点。道家养生内容丰富，早在先秦时期已初步形成理论体系。道家认为精、气、神是人体生命活动最基本的物质，因此道家功法以精、气、神修炼为基础，以返璞归真、天人合一为最高境界，进而达到延年益寿的目的。在道教文献集《道藏》中，收录了为数不少的养生学论著和养生修炼方法。

（3）儒家功法

儒家功法是指由历代儒生、儒士所创编并习练的功法流派。最早的儒家功法是《庄子》中记载"心斋"与"坐忘"。该派功法特点是静坐，将练功强身与陶冶情操相结合。

（4）佛家功法

佛家功法是指依佛教理论创编的功法流派，或者是指以佛家僧人修禅时的一些动作作为调身方法的功法流派。该流派在调身方面，或以盘坐为主，或以站桩为主；在调心方面，或静定，或存想。其调息方法主张用不声、不滞、不喘的息相。

（5）武术功法

武术功法是指将武术中的动作或套路与调心、调息相结合而形成的功法流派。该功法兼有现代体育运动与传统体育运动的优点，练习时以运动关节、筋骨、皮肉为主，多数功法的运动量较大，强调意到气到、气到力到、意气合一。

三、体育养生的功能和特点

（一）体育养生的功能

1. 培补元气

人体的健康状况，取决于元气的盛衰。元气充沛，则后天诸气得以资助，从而脏腑协调，身心健康。当先天禀赋不足或因后天因素损及元气时，就会引发一系列疾病。体育养生运动，非常重视培补人体元气。人体元气充盈后，可更好地激发与推动脏腑进行正常有效的生理活动，这对维持机体的健康具有重要意义。

2. 平衡阴阳

阴阳的动态平衡是维持人体正常生理活动的基础，阴阳平衡关系的破坏易引发疾病。中医认为，疾病的发生、发展、诊断、治疗、转归等，都是以阴阳学说为理论依据的，如《黄帝内经》指出："阴胜则阳病，阳胜则阴病。"所以，体育养生运动必然也寓于阴阳变化之中。例如，对于阴盛阳虚的习练者，就应选择以动态为主的练习，以求助阳胜阴；对于阴虚阳亢的习练者，则应选择练习静练为主的功法，以养阴制阳。夏季以静练为主，以防耗阳；冬季则以动练为主，以防阴盛。以上种种，皆为平衡阴阳。

3. 疏导经络

经络遍布全身，是人体气、血、津液运行的通道，具有运行气血、营内卫外、联络脏腑、诊察病机等作用。体育养生运动通过肢体的活动或按摩拍打、呼吸的调整与控制、意念的引导等方法，调理经气，使瘀阻的经络通畅，促进气血的正常运行，以达到调节和改善人体各组织器官生理功能的目的。

4. 调理脏腑

中医藏象学说将人体器官分成两大类：心、肝、脾、肺、肾为脏，胆、胃、三焦、小肠、大肠、膀胱为腑。脏腑功能状态的正常与否，决定着人体的健康和疾病，脏腑功能失调是人体失去健康的病理基础。体育养生运动通过肢体的抻拉、旋拧等动作，呼吸调整时横膈肌的上下运动，对脏腑产生一定的挤压按摩，促进脏腑气血循环，达到调理脏腑功能的作用。

5. 开发潜能

体育养生运动能激发人体生命潜能，开发智力；可使人身心放松，缓冲外界环境对大脑的不良刺激，从而使人精力旺盛，思路敏捷。

（二）体育养生的特点

体育养生是中国古代的养生学说与强身健身的锻炼方法相结合的宝贵文化遗产。它依靠人体自身运动，调节和增强人体各部分机能，诱导和激发人体内在潜能，从而起到防病、治病、益智、延年的作用。

1. 主动养生

体育养生既具有医疗的属性又具有体育的属性。就医疗而言，一般的医疗方式是依靠外界进行治疗，以使病人康复，因此对病人来讲，自身是被动的。而体育养生则是通过习练者自身的练习使其保持健康状态，旨在发挥习练者的主观能动性，变被动为主动，有意识地进行自我控制生理、心理的活动，以达到强身健体、防病治病的效果。

2. 养治结合

养，就是养护、保养。养有两个方面的含义：一方面是指在我们日常生活当中要养成良好的保养身体的习惯，使人体尽可能地免受伤害；另一方面是指在人体生病治愈之后的调养，通过逐渐培补身体内部的正气、元气，增强人体的免疫能力。治，就是通过体育养生锻炼以达到针对相应疾病的治疗。

体育养生的养治结合，不仅注重医治，更注重养护、保养。养生，就是"治未病"。正如唐代医学家孙思邈所说："善养性者，则治未病之病，是其义也。"体育养生运动通过肢体的锻炼、呼吸的调节、心神的修养来疏通经络，协调脏腑，平衡阴阳，以达到抵御外邪、祛病强身的目的。正如《黄帝内经·素问·上古天真论》中指出："正气存内，邪不可干；邪之所凑，其气必虚。"通过调养精神和形体来增强体质，提高防病能力，保持健康状况，此即"养生"之意。

3. 内外兼修

体育养生的内外兼修有两方面的含义：其一，"内"是指心、神、意、气等内在的心志活动和气息的运行，"外"是指通过手、眼、身法、步等外在的肢体活动以锻炼皮、肉、筋、骨等形体；其二，"内"是指在体育养生运动过程中修心养性、陶冶情操等道德涵养和人生境界的提升，"外"是指在日常生活、为人处世中表现出的行为方式。

中医认为人体致病因素主要分为外因、内因，外因有"六淫"，即风、寒、暑、湿、燥、火；内因有"七情"，即喜、怒、忧、思、悲、恐、惊。当这些因素太过时，就会引起体内阴阳、气血、脏腑、经络的功能失调而发生疾病。体育养生运动，由肢体运动、呼吸锻炼、意念运用三个部分组成，它们互相影响，互相促进。肢体运动表现于外，但要求配以适当的呼吸方法，运用内在的意念，并根据动作变化，做到注意力集中，情绪安定，达到形、意、气的统一。这种练功方法，对外能利关节、强筋骨、壮体魄，对内能理脏腑、通经络、调精神，使身心得到全面发展。

四、体育养生运动对人体的影响

（一）体育养生运动对心肺健康的影响

经常进行体育养生运动，对心血管系统有积极的影响，可改善人体心血管系统的形态、机能和调节能力，能够减缓心率、控制血压、提升血液循环能力等。研究表明，中等强度的身体活动有助于降低心血管疾病及全因死亡的发生风险。体育养生运动大都属于中等强度的身体活动，有规律地进行体育养生运动，能够促使心血管系统产生适应性变化，改善血压，增强心脏功能。众多研究表明，长期有规律地进行太极拳运动能够提高心脏的工作效率。在进行太极拳运动时，心脏工作能以较小的能量消耗满足全身代谢的血液供应，心脏、血管、微循环的机能处于适应机能代谢需要的有利状态，从而提高了心血管机能水平，减轻了心脏的生理负荷。

体育养生运动通过肢体运动、呼吸控制以及心理调整，引导练习者进入身心放松的练习状态。柔和缓慢的肢体动作和细匀深长的腹式呼吸，一方面可以调节植物神经系统，特别是降低交感神经系统紧张度；另一方面，可以减轻心脏的生理负荷，降低小血管和冠状动脉的压力，恢复动脉管壁的弹性，使动脉血压降低。研究发现，健身气功·六字诀练习者的安静心率，由运动前的平均 78 次 / 分下降到运动后的 74 次 / 分。在练习健身气功·八段锦 6 个月后，练习者的安静心率也普遍下降。实验显示，练习健身气功·五禽戏 6 个月后的安静心率，男性由平均 79 次 / 分下降到 74 次 / 分，女性由平均 73 次 / 分下降到 68 次 / 分。同时，有关练习健身气功的研究表明，参加体育养生运动的中老年人的收缩压和舒张压均有不同程度降低。

深、长、匀、细的呼吸方式不仅可以提升心脏工作的效率，还能够提高吸气肌的力量。健身气功通过调息产生复杂的呼吸生理神经反射机制，一方面加深了大脑的入静程度，并通过深长柔缓的呼吸运动，增强了肺部的氧交换功能；另一方面，呼吸的调整可以按摩内脏，促进血液循环，增强内脏器官的功能，并进一步促进呼吸中枢兴奋，影响和调节植物神经系统。实验表明，练习健身气功·五禽戏 6 个月后，练习者的肺活量明显提高，练习者安静状态呼吸频率降低，肺通气量下降。在对健身气功·八段锦练习者的观察中也发现，经过一定阶段练习后，练习者的肺活量明显提高。这些数据都充分表明，练习健身气功能够明显提高练习者的肺通气和肺换气能力。

（二）体育养生运动对骨骼、肌肉的影响

骨骼、肌肉是人体运动系统的重要组成部分，维持着人体的基本运动能力，同时影响着人体健康。中年以后，随着年龄的增长，人的肌肉的力量逐渐下降，内分泌系统功能逐渐衰退，并且骨骼中钙盐的不断丢失还会导致骨质疏松症。体育养生运动能够保持骨骼、肌肉的健康，延缓肌肉力量和骨密度的下降。研究表明，练习健身气功·五禽戏运动 6 个

月后，练习者的背部力量增加十分显著；中短期的健身气功·八段锦锻炼，可有效改善躯干、腰部和臀部的围度，使这些部位的脂肪含量明显减少，并能增加练习者的下肢力量，提升习练者的关节活动度等。在健身气功·五禽戏的实验研究中还发现，实验组人群经过 6 个月练习，骨密度明显增高，与练习前比较后，该差别具有显著的统计学意义。骨密度的升高，在一定程度上反映了练习五禽戏对改善习练者骨代谢紊乱、防治骨质疏松症有明显作用。

体育养生运动能够提高下肢力量，这与体育养生的动作方法有关。练习中各种步型及其变换、屈蹲动作、单腿支撑动作以及重心的转换等，都能够对下肢肌肉进行有效的锻炼，如健身气功·易筋经"三盘落地势"动作中不同深度的下蹲、八段锦"攒拳怒目增气力"的马步、五禽戏"虎扑"的虚步等。

（三）体育养生运动对大脑的影响

随着科技的发展，人类的脑健康问题越来越受到重视。特别是随着年龄的增长，老年人认知能力逐渐衰退，阿尔茨海默病的发病风险不断增加。有研究表明，运动能够延缓老年人阿尔茨海默病的发生。体育养生运动能够降低阿尔茨海默病的发病风险，这是因为规律且形式多样的动作练习能够使大脑的特定区域得到有效锻炼，从而延缓阿尔茨海默病的发生。有研究者从大脑皮层的结构性变化来研究健身气功与认知的关系，结果表明，经过一段时间的练习，与认知相关的大脑皮层区域产生皮层变厚的现象。

抑郁症是一种常见的精神疾病，主要表现为情绪低落、兴趣降低、悲观、思维迟缓、缺乏主动性、自责自罪、饮食下降、睡眠差等，担心自己患有各种疾病，感到全身多处不适，严重者甚至会出现自杀念头和行为。有研究显示，运动能积极地影响大脑中某些神经传递素的水平，降低应激激素皮质醇水平，从而改善抑郁症状。通过规律地练习体育养生功法，大脑的内啡肽分泌增加，人的焦虑、抑郁情绪能得到改善。

经常进行体育养生运动，能改善睡眠质量、提高睡眠效率、减少对助眠药物的依赖。研究表明，肥胖是阻塞性睡眠呼吸暂停的重要危险因素，经常进行体育养生运动能够培养良好的生活习惯，改善肥胖体质，促进良好睡眠的养成。同时，体育养生运动能够通过影响大脑内褪黑素等激素水平来改善睡眠质量。

◯ 思考题

1. 古代文献中记载的"舞"与今天的体育养生有何关系？
2. 宋代出现的影响较大的体育养生方法有哪些？有何特点？
3. 中华人民共和国成立后，体育养生运动取得了哪些进展？
4. 体育养生的概念是什么？
5. 体育养生的特点是什么？
6. 现代科学对体育养生的研究有哪些进展？

第二章　体育养生的理论基础

一、阴阳学说

阴阳是古人长期观察自然现象形成的一对基本概念。阴阳的最初含义是朴素的，是指日光的向背。日光所及的地方为阳，日光所不及的地方则为阴。在《说文解字》中解释："阴，闇（暗）也，水之南、山之北也；阳，高、明也。"古人在逐渐形成阴阳基本概念后，将观察到的事物和现象归类为阴阳两大类，并引申到一切事物或现象中，认为万事万物都包含着阴阳这两种特性，即凡是具有温暖、明亮、上升、运动等特性的都属于"阳"，凡是具有寒冷、晦暗、下降、相对静止等特性的都属于"阴"。

随着对阴阳认识和理解的加深，人们进一步认识到事物正反两种属性既是互相对立的，又是互相依赖的，且任何事物又都是在不断运动变化着的。由此总结出阴阳对立、依存、消长、转化等基本理论，用来认识和解释事物的存在和变化。这样就形成了我国古代独有的哲学理论——阴阳学说。

（一）阴阳学说的基本内容

阴阳学说认为，自然界的任何事物和现象都包含阴和阳相互对立的两个方面，而对立的双方又是相互依存的。这两个方面的内在联系、相互作用和不断运动，是事物发生、发展、变化及消亡的根源。

1. 阴阳的相互对立

阴阳学说认为，任何事物或现象都存在着相互对立的两个方面，两者的相互对立主要表现为相互斗争、相互制约。这种相互斗争、相互制约的形式可以是相互否定、相互反对、相互限制、相互分化、相互排斥、相互消长等，如天与地、水与火、寒与热、动与静、内与外、上与下等。正是由于阴阳的相互对立，才使事物在相对稳定的动态平衡中不断发展变化。

例如，《黄帝内经·素问·阴阳应象大论》中有："阴静阳躁，阳生阴长，阳杀阴藏。"

2. 阴阳的相互依存

阴阳的关系，既是相互对立的，又是相互依存的，双方以对方的存在作为自己存在的条件，任何一方都不能脱离对立着的另一方而单独存在，没有阴就没有阳，没有阳也就没有阴。没有白昼就无所谓黑夜，没有上也就无所谓下，没有内也就无所谓外，阴阳的这种相互依存关系也称"互根"，也就是说阴阳双方都不能单独存在，是相互依存着的，是在一定条件下，双方各以自己的对立方面作为自己存在的前提，如果没有对方，自己也将不会存在。例如，《道德经》中有："有无相生，难易相成，长短相形，高下相倾，音声相和，前后相随。"

3. 阴阳的相互消长

阴阳相互对立、相互依存构成了事物或现象对立面之间内在的、不可分割的联系。所谓阴阳消长，是指双方不是绝对的、静止的、一成不变的，而是处在不断的运动变化之中。这种变化有两种基本模式：阴消阳长与阳消阴长。例如，气候的变化，从寒冷逐渐转暖变热，即"阴消阳长"的过程；由炎热逐渐转凉变寒，即"阳消阴长"的过程。有阴阳消长的存在，才有寒热温凉的变化。阴阳相互消长的变化在一定限度内维持相对的平衡，推动着事物的正常发展。

4. 阴阳的相互转化

阴阳转化是指阴阳对立的双方，在一定的条件下向各自相反的方向转化，即阴可以转化为阳，阳可以转化为阴。如果说阴阳的相互消长是一个量变的过程，那么阴阳的相互转化就是个质变的过程。例如，一年四季，春夏属阳，秋冬属阴，由春季到夏季是阳长阴消的过程，由秋季到冬季是阴长阳消的过程；当寒冷的冬季结束转而进入温暖的春季，便是由阴转化为阳，当炎热的夏季结束转而进入凉爽的秋季，则是由阳转化为阴。阴阳的消长和转化是事物发展变化过程中的不同阶段，阴阳消长是阴阳转化的前提，而阴阳转化是阴阳消长的结果。

（二）阴阳学说在体育养生运动中的应用

1. 按四季阴阳变化指导锻炼

《黄帝内经·素问·四气调神大论》中有："夫四时阴阳者，万物之根本也。所以圣人春夏养阳，秋冬养阴，以从其根，故与万物沉浮于生长之门。"这是说阴阳之气随着季节的变化而消长，这也是万物生、长、化、收、藏的根本原因所在。所以应在春夏季节注意养护阳气，以适应春生夏长的需要，在秋冬季节养护阴气，以适应秋收冬藏的需要，用顺应阴阳变化的方法在四季调养身心。春夏季节，阳气向上、向外升发，人体内的阳气也向上升发、向外宣泄以顺应季节变化，此时应积极进行一些轻松愉快、强度稍大、多动为主的体育养生运动，以顺应春夏阳气生发之势；秋冬季节，阴气上升，万物生机潜藏，此时应以多静为主，进行强度稍小的体育养生运动，以顺应秋冬季节的闭藏养阴。

2.按昼夜阴阳变化选择锻炼时辰

古人将一昼夜分为十二个时辰，并依昼夜阴阳的变化，将十二个时辰分为阴时和阳时，即子、丑、寅、卯、辰、巳为六阳时，午、未、申、酉、戌、亥为六阴时。从子时到巳时，阳气逐渐升发；从午时到亥时，阳气逐渐衰减，阴气逐渐转盛。古人认为，阳时为阳气生发之时辰，进行此时运动有助于提升阳气，振奋精神。因此，古人有在阳时进行运动的主张。例如，明代高濂在其《遵生八笺》中提出了"八段锦导引法""子后午前做，造化合乾坤，循环次第转，八卦是良因。"

3.按体质状况选择体育养生功法

体育养生功法按形体动静可分为动功、静功和动静相兼功法，动则生阳，静则生阴，动静相兼则阴阳调和。人们在体育养生运动时要根据自身的体质、性格、身体状态等选练不同的功法。对于体质虚弱、气血不足的练习者，应以静功为主，动功辅助；而体质强壮、气血充足的练习者，应以动功为主。在《黄帝内经·灵枢·通天篇》中，根据人的阴阳之气禀赋不同，将人划分为太阴、少阴、太阳、少阳、阴阳和平等五种不同类型。太阴、少阴之人阴盛阳弱，应抑阴助阳，练习时应以动功为主。太阳、少阳之人阳盛阴虚，应滋阴潜阳，练习时应以静功为主。

二、五行学说

五行，即是水、火、木、金、土五种物质及其运动变化。古人认为世界上一切事物，都是由水、火、木、金、土五种基本物质构成的，这五种物质的基本特性可概括为："水曰润下，火曰炎上，木曰曲直，金曰从革，土爱稼穑。"在此基础上，进一步引申运用，产生了五行相生、相克的理论。将这种理论用来说明事物之间的相互关系，形成了一种朴素的哲学理论——五行学说。五行学说以五行的特性来推演和归类事物的五行属性，认为自然界各种事物和现象的发展变化都是这五种物质不断运动和相互作用的结果。

（一）五行学说的基本内容

1.五行的基本特性

"水曰润下"，是指水具有润泽和向下的特性。引申为具有滋润、向下、寒凉、闭藏等性质的现象和事物，均具有水的特性。

"火曰炎上"，是指火具有炎热和向上的特性。引申为具有温热、升腾、明亮等性质的现象和事物，均具有火的特性。

"木曰曲直"，是指树木的生长具有能曲能直的特性。引申为具有能屈能伸、舒展升发等性质的现象和事物，均具有木的特性。

"金曰从革"，是指金属具有能变革的特性。引申为具有肃杀、收敛、清洁等性质的现象和事物，均具有金的特性。

"土爱稼穑"，是指土具有播种和收获的特性。引申为具有受纳、承载、生化等性质的现象和事物，均属于土的特性。

2. 五行对事物属性的归类

事物的五行属性并不等同于水、火、木、金、土五种具体物质本身，它是对物质不同属性的抽象概括。五行学说根据五行特性，运用分析、归类和推演等方法，将自然界中的各种事物和现象分成五大类，即凡与水的特性相类似，具有寒凉、滋润、向下等性质和作用的，统属于水；凡与火的特性相类似，具有温热、炎上等性质和作用的，统属于火；凡与木的特性相类似，具有生发、柔和、条达、舒畅等性质和作用的，统属于木；凡与金的特性相类似，具有收敛、肃降等性质和作用的，统属于金；凡与土的特性相类似，具有承载、生化、长养等性质和作用的，统属于土（表2-1）。

表2-1　五行属性归类表

自然界							五行	人体						
五音	五味	五色	五化	五气	五方	五季		五脏	五腑	五官	五体	五志	五液	五脉
角	酸	青	生	风	东	春	木	肝	胆	目	筋	怒	泪	弦
徵	苦	赤	长	暑	南	夏	火	心	小肠	舌	脉	喜	汗	洪
宫	甘	黄	化	湿	中	长夏	土	脾	胃	口	肉	思	涎	缓
商	辛	白	收	燥	西	秋	金	肺	大肠	鼻	皮毛	悲	涕	浮
羽	咸	黑	藏	寒	北	冬	水	肾	膀胱	耳	骨	恐	唾	沉

3. 五行的相互关系

（1）正常状态下的相生相克

五行相生相克是五行相互关系中的正常状态，通常用它来说明五行之间以及运用五行分类的事物和现象之间的相互关系。相生与相克相结合，就叫作制化。五行之间的关系，相生与相克是密切结合的，这是保持事物正常发展变化的必不可少的两个方面的条件，既相生又相克，就能维持事物和现象之间的动态平衡，防止太过、不及。

①五行相生。

相生是指一种事物对另一种事物的促进和滋生作用。五行之间具有这种相生关系，因此称为五行相生。由于五行之间存在着相生的关系，其中任何一行，都有"生我"和"我生"两个方面的联系。《难经》中将五行相生的关系比喻为"母"与"子"的关系，即生我者为母，我生者为子。以火行为例，生我者为木，我生者为土，这样就称木为火之母，土为火之子。五行相生的次序是：木生火，火生土，土生金，金生水，水生木。

②五行相克。

相克是指一种事物对另一种事物的制约和克制作用。五行之间具有这种相克关系，因此称为五行相克。清代著名医家尤怡在其所著《医学读书记》中说："所谓相克者，不过制其太过，而使归于平，非斩绝灭竭之谓也。"由于五行之间存在着相克的关系，所以其中任何一行，都有"克我"和"我克"两个方面的联系。《黄帝内经》中将五行相克的关系称作"所不胜"和"所胜"的关系，即克我者为所不胜，我克者为所胜。以火行为例，克我者为水，我克者为金，这样就称水为火之所不胜，金为火之所胜。五行相克的次序是：水克火，火克金，木克土，金克木，土克水。

（2）异常状态下的相乘相侮

相生与相克一般用来说明事物的正常状态，当事物发生异常时，则用相乘相侮的理论来说明。

①五行相乘。

乘，是乘虚侵袭的意思。五行相乘是指五行中某一行对其所克一行制约太过，超过正常的程度，使事物之间失去了正常的协调关系。五行之间相乘的次序与相克同，即水乘火，火乘金，木乘土，金乘木，土乘水。

相乘现象可分两种情况：一种是五行中的某一行本身不足（衰弱），使原来克它的一行乘虚侵袭，而使它更加不足。以木克土为例，正常情况下，木克土，土为被克者，它们之间相互制约而维持着相对平衡状态；但是异常情况下，木仍然处于正常水平，但土本身不足（衰弱），则木乘土之虚而克它，使土更加虚。这样的相克，超过了正常的制约关系，两者之间失去了原来的平衡状态。另一种情况是五行中某一行本身过度亢盛，而原来受它克制的那一行仍处于正常水平，出现过度相克的现象。在这种情况下，虽然"被克"一方正常，但由于"克"的一方超过了正常水平，同样会打破两者之间的正常制约关系。以木克土为例，正常情况下，木能制约土，维持正常的相对平衡；若土本身仍然处于正常水平，木过度亢进，则两者之间会失去原来的平衡状态。

②五行相侮。

侮，是欺侮，以强凌弱的意思。五行相侮是指五行中的某一行不能制约原来自己所克的一行，反而被它克制，即反克，又称反侮。五行相侮的次序为水侮土、火侮水、木侮金、金侮火、土侮木。

相侮现象也表现为两种情况：一种情况是某一行亢盛，使原来克制它的一行不仅不能克制它，反而受到它的反向制约。以木为例，金原是克木的，当木过度亢盛时，金不仅不能克木，反而会被木所克制。另一种情况是某一行过于虚弱，不能制约其所克之行，反而被其所克之行制约。以木为例，木原是克土的，当木过度衰弱时，木无力克土，反而会被土乘木之虚而反侮之。

（二）五行学说在体育养生运动中的应用

1. 根据五脏和季节的五行属性选择运动内容

五行学说以五行特性为依据归类自然界中的事物和现象以及人体组织器官等，认为自然界各种事物和现象与人体系统之间存在着某种相互对应、相互影响的复杂联系。因此，古代医家、养生家依据事物和现象的五行属性，分析五脏与外界事物和现象的对应联系，施以相应的方法，以达到防治脏腑疾病或养生保健的目的。常见的有脏腑与季节、方位等相配，来指导体育养生运动。正如明代高濂《遵生八笺》卷十中的"四季却病歌"曰："春嘘明目木扶肝，夏至呵心火自闲，秋呬定收金肺润，肾吹唯要坎中安，三焦嘻却除烦热，四季长呼脾化餐，切忌出声闻口耳，其功尤胜保神丹。"意思是肝属木，应于春季（春天）练嘘字诀以扶肝木；心属火，应于夏季（夏天）练呵字诀以清心火；肺属金，应于秋季（秋天）练呬字诀以润肺金；肾属水，应于冬季（冬天）练吹字诀以补肾水；脾属土，应于长夏或四季练呼字诀以助运化。

2. 根据五行相生相克规律确定运动方法

中医学运用五行学说说明五脏的生理功能，即根据五行的特性与五脏的某些功能特点，采用"取象比类"的方法，将五脏及其相关组织器官和功能表现，归入于五行系统之中，以明确它们的五行属性。水性寒润、向下、闭藏，肾有藏精、主水的功能，故以肾属水。火性温热、升腾，心脏阳气有温煦的功能，故以心属火。木性能曲能直、舒展升发，肝喜条达而恶抑郁，有疏泄的功能，故以肝属木。金性肃杀、收敛，肺有肃降的特性，故以肺属金。土性受纳、承载、生化万物，脾有运化的功能，为气血生化之源，故以脾属土。同时，五脏的功能活动不是孤立的，而是互相联系着的，它们的某些功能之间，存在着滋生与克制的关系，因此可运用五行生克制化的理论，来说明五脏之间的这种内在联系，以指导体育养生运动。例如，六字诀每一字诀都与一个脏腑相连，可根据不同脏腑病变选择相应的字诀加强练习。

三、脏腑学说

脏腑是人体内脏的总称。按照脏腑的生理功能特点，可以分五脏、六腑、奇恒之腑三大类。五脏指心、肝、脾、肺、肾，其共同生理特点是化生和储藏精气。六腑指胆、胃、小肠、大肠、膀胱、三焦，其共同生理特点是受盛和传化水谷。奇恒之腑指脑、髓、骨、脉、胆、女子胞。所谓"奇恒"，即是不同于五脏六腑之意，它们在形态方面与六腑相近，但在生理功能方面主藏蓄精气，又同于五脏，故另立一类，称之为奇恒之腑。脏腑学说的主要特点是以五脏为中心的整体观。五脏生理功能之间的平衡协调，是维持机体内在环境相对恒定的重要环节。下面以五脏为例简述其重要的生理功能。

（一）五脏的生理功能

中医脏腑学说中的"五脏"，虽然与现代医学里的脏器名称大多相同，但其概念、功能并不完全一致，除了指解剖的实质脏器官，更重要的是对人体生理功能和病理变化的概括。

1. 心

心的主要功能是主血脉、主神明。这里所说的心，不仅包括解剖学意义上的心脏，还包含大脑皮层的活动，即精神、意识、思维活动等。因此，心在五脏中居首要地位。

心主血脉，包括主血和主脉两个方面。全身的血，都在脉中运行，依赖于心气的推动而运送到全身，发挥其濡养作用。心气充沛，才能维持正常的心力、心率和心律，血液才能在脉内正常地运动，周流不息，营养全身，才会有面色红润光泽、脉象和缓有力等外在的表现。血液的正常运行，还有赖于血液本身的充盈和脉道通利。

心主神明，神有广义和狭义之分。广义的神，是指整个人体生命活动的外在表现。狭义的神，是指人的精神、意识、思维活动。

2.肝

肝是储藏血液的主要器官，有调节血量的功能。同时，肝脏还有耐受疲劳和抵御外邪的能力，以及疏泄条达的作用。

肝藏血，是指肝脏有储藏、调节全身血量的作用。血液在脉内的流通量随着人体的活动情况而有所增减。在全身活动量较大的时候，肝把血液输送到有需要的各部位。在休息或睡眠时，全身各部位所需要的血量相应减少，有一部分血液又藏在肝脏。所以《黄帝内经》有"人卧血归肝"之说。

肝的疏泄功能，主要表现在调畅气机、促进脾胃的运化和调畅情志三个方面。五行中，肝属木，肝木喜条达而恶抑郁，肝的主升、主动特点对于气机的疏通、畅达、升发是一个重要因素。人体的精神状态、情绪表现，除由心所主宰外，还与肝有密切关系。一般来说，人的情绪既不应抑郁，也不应躁怒，这是肝主疏泄条达的正常表现。反之，情绪抑郁或急躁易怒是肝失条达的现象。肝的疏泄功能还指帮助脾胃消化、吸收和输送营养。

3.脾

脾的主要功能是帮助胃肠消化水谷，吸收和输布营养精微。它是营血生化之源。脏腑、肢体各部的营养物质都来源于脾的运化。所以说脾胃为"后天之本"。脾还具有升清、统摄血液的作用。

脾主运化，运即转运输送，化即吸收转化。脾的运化功能可分为运化水谷和运化水液两个方面：一方面是运化水谷，胃消化食物后，脾将其中的精微部分吸收，然后输送到心肺，通过心肺而滋养全身；另一方面是运化水液，是指脾对水液的吸收和转输，脾把饮入胃的水液中的精微部分上输到肺而输布全身，起到调节人体水液代谢的作用。以上两个方面运化的特点都是上升的，所以说脾主升清。

脾主统血，统是统摄、控制的意思。脾主统血，指脾具有统摄血液，维持血液在经脉中运行而不溢于脉外的功能。脾统血的作用是通过气摄血作用来实现的。脾为气血生化之源，脾的运化功能健旺，则气血充盈，气能摄血，气旺则固摄作用强，血液就不会逸出脉外而发生出血现象。

4.肺

肺的主要功能是主气、司呼吸，为体内外气体交换的通道。肺主治节，朝百脉，辅助心脏维持血液的正常循环；主肃降，通调水道，具有与脾肾共同完成水液代谢的生理功能。

肺主气，主一身之气和呼吸之气。肺主一身之气，首先体现于气的生成方面，特别是宗气的生成，主要依靠肺吸入的清气与脾胃运化的水谷精气相结合；其次体现于对全身气机的调节作用。肺的呼吸运动，即是气的升降出入运动。肺有节律地一呼一吸，对全身之气的升降出入运动起着重要调节作用。肺主呼吸之气，是指肺作为体内外气体交换的场所，通过不断地呼浊吸清，吐故纳新，促进气的生成。

肺主肃降，通调水道。人体内的水液代谢，不但与脾的运化有关，也与肺气的肃降有密切关系。肺在水液代谢中的作用有两个方面：一是将脾上输的水液中的精微，通过肺气的宣发作用，输布到体表；二是通过肺气的肃降作用，通调水道，使代谢后的水液不致于发生潴留现象。因此，小便的通利与否，常与肺气肃降功能有关，常说的"肺为水之上源"就是这个道理。

5.肾

肾主要生理功能是藏精、主水、主纳气、主骨生髓。肾为人体脏腑阴阳之本，是人体生命的根源，所以称为"先天之本"。

肾藏精，是指肾具有贮存、封藏人体精气的作用。精，是人体生命活动的物质基础。肾藏精的含义有两个方面：一是后天之精，是指由五脏六腑化生出来的精气，它包括能够滋养脏腑、肢体、五官等各组织的精微物质（如精、血、津液）。这种精气，来源于饮食里的精华部分，是维持人体生命活动、营养人体各组织器官并促进人体生长发育的基本物质。二是先天之精，它分为两个部分：一部分是指人体生命活动在生长发育过程中的物质根源，即所谓的"先天之本"；另一部分是指人类生育繁殖的基本物质（与男子的精室和女子的胞宫有关）。这部分精的生成、储藏和排泄也是由肾主管的。先天之精和后天之精是相互作用的，先天之精需要后天之精的营养，才能继续维持其生命的活力，后天之精的化生依赖于先天之精的蒸化。

肾的另一个主要生理功能是主纳气。纳，即收纳、摄纳的意思。肾主纳气，是说肾具有摄纳肺所吸入的清气，以防止呼吸表浅，协助肺完成呼吸的生理功能。人体的呼吸运动虽然由肺所主，但中医认为呼吸功能的正常与否还与肾密切相关。由肺吸入体内的气必须下达到肾，由肾来摄纳，才能保持呼吸运动的平稳和深沉，保证体内外气体交换得以正常进行。肾气足所以肺气充，反过来讲，肾气亏损就不能助肺吸气，导致肾气的纳气功能失常，出现呼吸表浅、呼多吸少、动则气喘等病理表现，称为"肾不纳气"。

（二）脏腑学说在体育养生运动中的应用

中医认为，人体是以五脏为中心，由五脏六腑、四肢百骸、五官九窍、筋脉皮肉、精气血津等组成并相互联系的有机整体，治病要讲辨证论治，通过对疾病外在征象的观察、分析、研究，推知疾病的内在原因，根据辨证的结果，确定相应的治疗方法。体育养生运动也需辨证对待。唐代胡愔撰写的《黄庭内景五脏六腑补泻图》，以医、道经籍为依据，收集各家学说观点，按肺、心、肝、脾、肾、胆分类并绘有相应图像，给出了"肝脏导引法""心脏导引法""脾脏导引法""肾脏导引法""胆脏导引法"等。北京体育大学张广德教授创编的诸多导引养生对症功法，是根据人体各系统疾病的病因、病理来确定治病原则，继而分别以功法特点来体现其治病原则，最后结合中医理论，全面分析，辨证立法创编而成的。例如，舒心平血功是针对心血管系统疾病的导引功法，益气养肺功是针对呼吸系统疾病的导引功法。

四、经络学说

经络学说是研究人体经络系统的循行分布、生理功能、病理变化及其与脏腑相互关系的一种理论学说，是我国医学理论体系的重要组成部分。经络学说是古代医家在长期的医疗实践中创立和发展起来的，多年来一直指导着中医的诊断治疗和养生保健。

（一）经络系统的组成

经络是经脉和络脉的总称，经络系统是由经脉和络脉组成的。经，有路径的含义，经脉贯通上下，沟通内外，是经络系统的主干。络，有网络的含义，络脉是经脉分支，较经脉细小，纵横交错，遍布全身。其中经脉包括十二经脉和奇经八脉，以及附属于十二经脉的十二经别、十二经筋、十二皮部。络脉有十五络、浮络、孙络等。

经络作为运行气血的通道，以十二经脉为主，又称为"正经"。其"内属于脏腑，外络于肢节"，将人体内外连贯起来，成为一个有机的整体，分布于肢体内侧的为阴，分布于肢体外侧的为阳。十二经脉包括手三阴经（肺、心包、心）、手三阳经（大肠、三焦、小肠）、足三阳经（胃、胆、膀胱）、足三阴经（脾、肝、肾）。十二经脉的名称是根据脏腑、手足、阴阳而定的。它们分别隶属十二脏腑，各经都用其所属脏腑的名称，结合循行于手足、内外、前中后的不同部位，根据阴阳学说而给予不同名称（表2-2）。

表2-2　经络系统

肢体	阴经（属脏）	阳经（属腑）	循行部位 阴经——内侧，阳经——外侧	
手	太阴肺经	阳明大肠经	上肢	前缘
	厥阴心包经	少阳三焦经		中线
	少阴心经	太阳小肠经		后缘
足	太阴脾经	阳明胃经	下肢	前缘
	厥阴肝经	少阳胆经		中线
	少阴肾经	太阳膀胱经		后缘

（二）经络学说在体育养生运动中的应用

1.指导辨证，练功归经

经络是人体内气血运行的通路，在体内与脏腑相连，在体表和肢节皮肉相关，无论是脏腑的病还是气血的病都能循经反映到体表上来。一般来说，经络气血瘀滞而不通畅，就会造成有关部位的疼痛或肿胀，如果气血不足就会出现病变部位麻木、肌肤萎软及功能减退等。根据经络学说，辨证各经络所反映的症候，以便采取相应锻炼方法。通过肢体的导引、按摩、拍打等方法手段来疏通经络，畅通气血。例如，导引养生功中的诸多功法、动作等，就是依据有关经脉的走向规律和起止点，通过循经取动、循经取穴、循经作势、以指代针等方法来疏通经络。

2.循经导引，畅通气血

意念活动是体育养生运动的重要内容之一，古代导引家认为"意到则气到，气到则血行，血行则病不生"，即意念活动能够起到引气、聚气的作用，进而能推动气血运行，疏通经脉，调节脏腑功能。常用的意念活动有意守身体部位、穴位或让意念在相应的经络循行。当把意念集中在身体的某一部位或穴位时，一方面可以集中精神，更好地排除杂念；另一方面可以起到引"气"作用，促进身体局部气血的运行。当把意念集中到某一经络循行路线上时，可以起到畅通经络、调理脏腑的功能。例如，四十九式经络动功的气行太阴、气行阳明等就是意想经络相应的穴位。再如，健身气功·马王堆导引术动作编排与经络理论相结合，在练习过程中，意念活动配合形体动作和呼吸，引导经气沿人体经脉的走向运行。

五、精气神学说

在中国传统养生理论中，精、气、神占有十分重要的地位。中医认为，对一个健康的人来说，精、气、神三者缺一不可，养生的精髓就在于调养这三种人体生命活动的基本物质。用精、气、神之间的转化，说明生命新陈代谢活动的升降出入，就是气化学说。精、气、神三者互相滋生又互相制约，维持着一种动态平衡。

（一）精气神的基本含义

1.精

精是构成人体和维持生命活动的基本物质。根据来源、功能和作用的不同，精又可以分为先天之精和后天之精。

先天之精，是构成形体和形体借以生长发育的物质。《黄帝内经·灵枢》指出："两精相搏，合而成形，常先身生，是谓精。"这是在说精是生命的原始物质，当男女之精结合后，在母体体内形成胚胎，构成身形而产生生命。先天之精，也是指生殖之精，使人类具有繁衍后代的能力，它源于先天而养于后天。

后天之精，是维持生命活动，促进人体生长发育的基本物质。人出生后饮食水谷，在脾胃的作用下化生为水谷之精，输布于全身，营养脏腑官窍，筋骨肌肉，充养脑髓，促进生长发育，维持生命活动，所以后天之精又称"脏腑之精"。

先天之精和后天之精是相互依存、相互促进的。出生之前，先天之精为后天之精储备了物质基础；出生之后，后天之精又不断供养先天之精，使之得以补充，即所谓先天生后天，后天养先天。

从精的生化和输布可以看出，五脏皆藏精，而肾是专司藏精的脏器，所以《黄帝内经》说"精藏于肾"，肾受五脏六腑之精而藏之，肾成为全身能量储备的仓库。人体的生理活动功能的强弱、体力的虚实、代偿功能的大小等均与肾的封藏储备功能有密切关系。故谓"肾者，作强之官"。所以历代养生家都十分注意护肾守精，炼精化气，以达到健身延年的目的。

2.气

气原属于哲学的范畴。古代哲学家认为宇宙间万事万物都是气运动变化的结果。《周易》说："天地氤氲，万物化生。"当气的概念引入医学养生领域后，便用来解释人的生命活动。东晋葛洪在《抱朴子》中所说："人在气中，气在人中，自天地至于万物，无不须气以生者也。"可见，气是一种处在活动状态的微小物质，它构成并维持人体生命活动的全过程。

气的运动形式是升降出入。气机升降不止，出入不息，相互配合，才能吸清呼浊，升清降浊，不断地进行新陈代谢，维持人体的生命活动，故气化是生命存在的特征。气化是通过气的升降出入运动而实施的，气有质而无形，活动力很强，无处不在。正常的情况下，人体的"气"按照特定的规律，以升、降、出、入四种形式，昼夜不停地在体内运转，以实现气化作用，维护脏腑功能正常活动和精、血、津液新陈代谢过程的顺利进行。若这种气化功能失常，就会影响到气、血、津液的生成和输布，从而导致全身性的功能异常。

3.神

神，是人体生命活动现象的总称，也是生命活动的主导。广义的神是指人体各种生命活动的所有外在表现，如脸色、步态、言语、精神等。狭义的神，是指心所藏之神，即人的感觉、意识、精神思维活动的总称，相当于大脑的功能。神生于先天之精气，又有赖于后天精气的充养，所以精气是神产生的物质基础。神概括了复杂的生命现象，是一切生命活动的主宰者，神依附于形体而存在，随形体发育从无到有，从弱到强。神是生命活动的外在表现，又主宰着一切生命活动。

（二）精气神学说在体育养生运动中的应用

人的生命是精、气、神的统一体。对于生命体来说，视之可见的形体是精、气、神的载体，精、气、神不能离开载体而独立存在，而要依附于有形的载体，才能产生和充盛，其功能要在形体健康的情况下才能正常发挥。离开了有形的载体，精、气、神将无所依托，因此，以精、气、神学说指导体育养生运动，要注重形体的锻炼。作为生命活动物质基础的精、提供生命活动原动力的气和主宰生命活动的神，都需要以人体的形为基础，身形锻炼的过程本身就是一个保精养气、调心养神的过程。正如《淮南子·原道训》所说："夫形者，生之舍也；气者，生之充也；神者，生之制也。"

◯ 思考题

1.如何运用阴阳学说指导体育养生运动？

2.试述五行学说与脏腑学说在体育养生运动中的应用。

3.如何通过意念活动促进人体内气血的运行？

第三章 体育养生基本功

体育养生基本功是学练体育养生时需要掌握的形体、呼吸、意念等方面的基本动作和基本技术。

一、形体

体育养生基本中的形体基本功是指，通过对身体姿势的调整，逐渐达到体育养生运动的要求。古人十分重视形体的锻炼，认为"形不正则气不顺，气不顺则意不宁，意不宁则气散乱"。体育养生运动中的形体姿势多种多样，总体上讲不外乎坐、卧、站、行四类，古人称之为"四威仪"。下面以站功和坐功为例来说明体育养生运动中的形体姿势。

（一）站功

1. 无极桩

两脚并拢，松静站立，两臂自然垂于体侧；头正颈直，下颌微收，口唇轻闭，沉肩坠肘，腋下虚空，脊柱竖直，胸腹放松；目视前方。

动作要领：

①身体中正，后顶虚领，身体重心落在两脚之间。

②呼吸自然，精神放松，心无杂念。

2. 抱球桩

开步站立，两脚内侧距离与肩同宽，脚尖朝前；头正颈直，下颌微收，口唇轻闭；两臂环抱于腹前，掌心向内，掌指相对（两掌指尖相距约本人一拳距离）；含胸拔背，松腰沉髋，敛臀收腹，两膝微屈；目视前方。

动作要领：

①屈膝下蹲时，膝关节不超过脚尖，两脚踏实平行，身体重心落在两脚之间，保持身

体中正。

②呼吸自然，精神内守。

（二）坐功

1. 平坐势

正身端坐于凳上（凳高以坐下后小腿与地面垂直，大腿与地面平行为宜），两脚平行分开，约与肩同宽；小腿与地面垂直，大腿与地面平行；两掌放于大腿上，掌指置于膝关节上方；头正颈直，下颌微收，口唇轻闭；目视前方。

动作要领：

①身形端正，腰脊竖直。

②呼吸自然，精神放松。

2. 自然盘坐势

正身端坐，头正颈直，下颌微收，口唇轻闭；含胸收腹，立腰竖脊；两小腿交叉，两脚置于大腿下（左腿在里，右腿在外，左右腿可互换练习）；双目垂帘。

动作要领：

①上体中正，立腰竖脊，两髋放松。

②呼吸自然，精神内守。

3. 单盘坐势

正身端坐，头正颈直，下颌微收，口唇轻闭；含胸收腹，立腰竖脊；左脚放在右腿上，右脚放在左腿下，两腿放平（左右腿可互换练习）；双目垂帘。

动作要领：

①上体中正，立腰竖脊，两髋放松。

②呼吸自然，精神内守。

4. 双盘坐势

正身端坐，头正颈直，下颌微收，口唇轻闭；含胸收腹，立腰竖脊；左脚放在右腿上，右脚放在左腿上，两腿放平（左右腿可互换练习）；双目垂帘。

动作要领：

①上体中正，立腰竖脊，两髋放松。

②呼吸自然，精神内守。

二、呼吸

体育养生基本功中的呼吸基本功，就是通过有意识地调整和控制呼吸，使之符合体育养生运动的目的和要求。体育养生运动中常用的呼吸方法有自然呼吸、腹式呼吸、提肛呼吸和停闭呼吸等。

1. 自然呼吸

自然呼吸，就是人体在安静状态下的呼吸方式。练习时，不需要有意识地控制，应顺其自然地呼吸。

2. 腹式呼吸

腹式呼吸，是指以膈肌活动为主的呼吸方式，分为顺腹式呼吸和逆腹式呼吸。顺腹式呼吸，即吸气时腹部隆起，呼气时腹部内收。逆腹式呼吸，即吸气时腹部内收，呼气时腹部隆起。

3. 提肛呼吸

提肛呼吸，是指呼吸时有意识地使肛门及会阴部肌肉收提和放松的呼吸方式。练习过程中，吸气时有意识地收提肛门及会阴部肌肉，呼气时放松肛门及会阴部肌肉。

4. 停闭呼吸

停闭呼吸，是指在吸气或呼气后紧闭声门，做短暂的呼吸停闭动作后再进行呼吸的方法。练习时，停闭呼吸要根据自身的身体状况、动作的要求等，控制好停闭呼吸的时间长短，做到不勉强，以不产生头晕、恶心、眼前发黑等不良反应为度。

三、意念

体育养生运动强调对意念的引导和调控。通过主观意念引导，发挥意识的能动作用，以达到体育养生运动的目的和要求。体育养生运动中常用的意念方法有意念动作过程、意念呼吸、意守穴位、意念身体放松等。

1. 意念动作过程

练习过程中，将意念集中在动作规格是否准确、动作路线是否清晰、动作节奏是否合理以及练功要领是否合乎要求等方面，将肢体动作与意识活动相结合，逐步达到身心合一。

2. 意念呼吸

练习过程中，有意识地注意呼吸过程、呼吸与动作的配合，或者有意识地数呼吸的次数，将意念与气息相结合。

3. 意守穴位

练习过程中，把意念集中在某一穴位上，可以达到集中思想、排除杂念的目的；同时，可起到促进体内气血运行的作用，即"意到气到，气到血行"。通常，意守的穴位有丹田、命门、劳宫等。

4. 意念身体放松

练习过程中，通过有意识、有计划、有步骤地放松肌肉、关节、脏腑等，诱导身体进入松静安舒、心无杂念的状态。

第四章　体育养生功前热身

体育养生功前热身是以身体运动为基本手段，以从头到脚有序活动为基本路线，以柔缓圆连、伸展牵拉为基本特征，以集中心神、消除内脏惰性、预热身体、预防损伤、提高体育养生功法练习的质量和健身效果为基本目的的自我练习。

练习时要求身体放松、情绪平静。

呼吸做到悠匀细缓、自然流畅。吸气时，提肛调裆，舌顶上颚；呼气时，松腹松肛，舌尖下落，并且做到起吸落呼、开吸合呼、松吸紧呼、伸吸收呼，动作与呼吸配合。

意念如清溪淡流，神态恬然愉悦，以悠匀细缓的呼吸和协调放松的形体，达到意、气、形三者合一。

一、基本技术

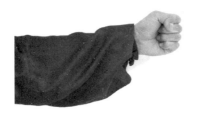

图 4-1

图 4-2

（一）手型

1. 掌

五指自然分开，食指稍挑起，小指稍前移，使掌背呈瓦楞状；同时，拇指与大鱼际稍内合，使掌心呈凹状（图 4-1）。

动作要领：五指自然伸直，不僵不拘，松紧适度，全掌饱满，适度麻胀，自然舒适。

2. 拳

四指卷于掌心，中指尖（中冲穴）轻点劳宫穴，拇指第一指节尺侧搭于食指、中指第二指节上（图 4-2）。

动作要领：拳面要平且稍拥劲，自然饱满，松紧适度。

3. 勾

五指掌指关节弯曲，使拇指、食指、中指三指撮拢，其余两指卷于掌心（图4-3）。

动作要领：拇指、食指、中指相捏在一起，屈腕，其形如钩。

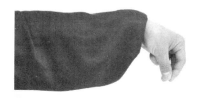

图4-3

（二）手法

1. 卷指握拳

由掌开始，小指、无名指、中指、食指、拇指依次卷握成拳，中指尖（中冲穴）轻点劳宫穴（图4-4）。

动作要领：卷握有力，且从小指至拇指，每个指节依次卷握，握拳要紧。

2. 屈指切腕

由掌开始，小指、无名指、中指、食指依次屈指，继而屈腕（图4-5）。

动作要领：屈指过程中，手指可稍弯曲，要有切腕动作，神门穴要有酸胀感。

3. 推掌

由握拳于腰间开始，中指点扣劳宫穴后，由拳变掌，手臂内旋向体侧弧形推出，掌心向前，掌指朝上（图4-6）。

动作要领：腕与肩平，力在掌根，沉肩坠肘。

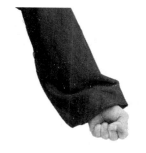
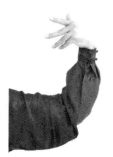
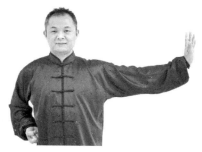

图4-4　　　　　　　　图4-5　　　　　　　　图4-6

（三）步法

1. 提踵

吸气，百会穴上顶，提髋带动两脚跟上提；呼气，两脚跟下落（图4-7）。

动作要领：脚跟上提时，吸气，收腹，百会穴上顶；脚跟下落时，呼气，松腹，保持身体平稳。

2. 丁步

身体重心左移，左脚踏实支撑，右脚脚跟上提，脚尖

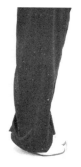

图4-7

轻点地面，两腿屈膝半蹲。右脚点地为右丁步，左脚点地为左丁步（图4-8）。

动作要领：上体保持中正，两膝内合，沉髋敛臀，点地脚稍用力。

3. 弓步

两脚前后开立，约三脚距离，一条腿屈膝前弓，脚尖向前稍内扣，另一条腿伸直后蹬，两脚全脚掌着地。左腿屈膝前弓为左弓步，右腿屈膝前弓为右弓步（图4-9）。

动作要领：身体稍前倾形成斜中正，沉髋、敛臀，屈膝腿的膝关节对准脚尖方向，蹬伸腿的膝关节既不能绷直，又不能软塌，使委中穴有微微外撑之感。

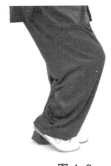 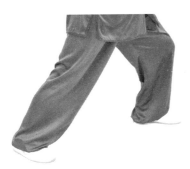

图 4-8 　　　　　　　　　　　　　　　图 4-9

4. 虚步

右脚向右外摆45°，身体重心右移，右腿微屈；左脚向前上步，脚跟或脚尖着地，左腿自然伸直。左脚向前上步为左虚步，右脚向前上步为右虚步（图4-10）。

动作要领：支撑脚全脚掌着地，支撑腿膝关节对准脚尖方向，且支撑腿膝关节在地面的投影不要超过脚尖，不得撅臀、抬臀、塌腰、挺胸、弓背。

5. 马步

两脚开立，约两脚半到三脚之间的距离，两腿屈膝，沉髋下蹲，目视前方（图4-11）。

动作要领：身体中正，两大腿和小腿之间的夹角约为90°，两腿膝关节稍里合，两脚尖向前，保持开裆合胯之势，同时，膝关节在地面的投影不得超过脚尖。

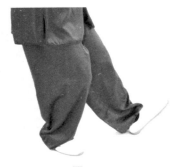 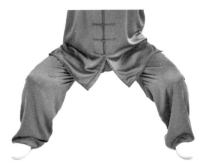

图 4-10 　　　　　　　　　　　　　　　图 4-11

（四）身型身法

上体微后仰，继而挺膝、挺髋、挺腹、挺胸、抬头，身体蠕动（图4-12）。

动作要领：挺膝、挺髋、挺腹、挺胸、抬头，动作要协调，节节贯穿，呈反弓形。

二、功法

体育养生
功前热身

功前准备：起功三调

三调是指：调整躯体，使之中正安舒；调节呼吸，使之自然有节；调摄思绪，使之恬愉安详。

《道言浅近说》中说："心止于脐下，曰凝神；气归于脐下，曰调息。神息相依，守其清静自然，曰勿忘；顺其清静自然，曰勿助。"

本式通过三调有机结合，帮助练习者将意念集中于丹田，以达神息相依、神形相随的状态，为自然地进入练功意境、提升练功功效打下基础。

1. 练习方法

①并步站立（图4-13），两臂前摆，两掌合十置于面前，中指指端与鼻尖同高，距鼻尖约30厘米（图4-14）。继而默想，百会穴上顶，双目垂帘，下颌微收，含胸拔背，松腰敛臀，两膝放松，两脚放平。

②接做3次深长的腹式呼吸，要求呼吸自然，吸气时想"静"，呼气时想"松"。

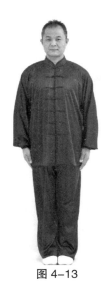

图4-13

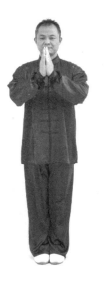

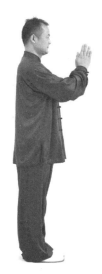

图4-14

图4-12

③默念口诀：万事皆放，淡卧莲；心静似潭，身如燕；日月凌空，行任督；蓬莱无梦，任飞翔。

④做完后，两臂内旋，两掌前伸置于体前，与肩同高、同宽，目视前方（图4-15），继而沉肩、坠肘、坐腕、舒指下按，两掌垂于体侧，目视前方（图4-16）。

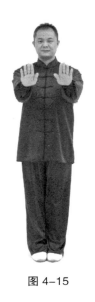 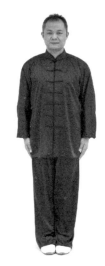

图4-15　　　　　　　　　　图4-16

2. 练习作用

放松身体，调匀呼吸，净化大脑。

3. 练习要点

体正形松，息匀神敛，喜由心生，意在默念口诀。

4. 练习禁忌

重心偏移，身体僵硬，呼吸急促，用意太过。

5. 养生贴士

对于办公室人员，高强度工作一段时间后，容易出现大脑疲劳、精神不集中的现象，可以做凝神调息3～5分钟，将两掌置于面前，默想眼观鼻、鼻观口、口观心、心观丹田，可起到集中注意力、缓解大脑疲劳的作用。

第一式　青龙昂首（颈肩功）

青龙，传说中的灵兽之一；昂首，即为抬头和转头之意。

本式名称借龙抬头之意，寓意练功开始就喜迎春光，带有祥和之气。通过抬头昂首、左顾右盼来抻拉上肢和躯干的胁肋部位并刺激相应穴位，以达到引体舒身、唤醒机体、愉悦心情、振奋精神之目的。

1. 练习方法

第一个八拍：

①随吸气，左脚向左开步，与肩同宽，脚尖向前；同时，两掌上托至胸前，掌指相对，掌心向上，目视前方（图4-17）；继而松肩沉肘，两掌外旋上穿于头侧上方45°，掌指朝上，掌心斜相对；同时，抬头向上，扬眉，目视前上方（图4-18）。

②随呼气，松腰沉髋，微屈膝；同时，两掌从小指依次卷指握拳（图4-19），经面前下拉至颏下，两肘垂落相靠贴于胸前，拳背向前，将头回正，目视前方（图4-20）。

③随吸气，百会穴上顶，两拳变掌，右掌外旋上穿于右脸侧，掌心向后，左掌下落至

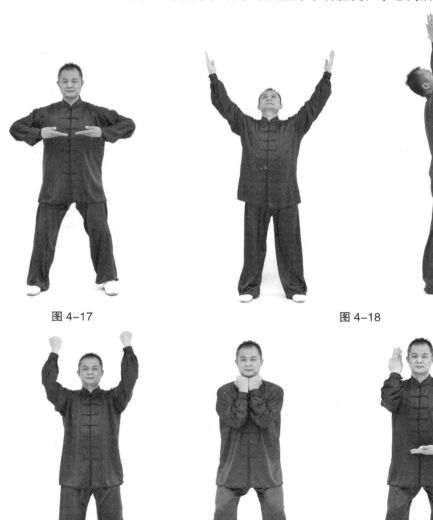

图4-17　　　　　　　　　　　　　　　　　图4-18

图4-19　　　　　　　图4-20　　　　　　　图4-21

腹部脐前，掌心向上，目视前方（图4-21）；继而，随两腿继续伸直，右臂内旋上穿于头上，掌心向外；同时，左臂内旋下探贴于左腿外侧，掌心向外，中指贴于风市穴；同时，头向左转，目视左前方（图4-22）。

④随呼气，松腰沉髋，微屈膝；同时，右掌从小指依次卷指握拳下拉，左掌从小指依次卷指握拳上提（图4-23），两拳原路返回置于颏下，两肘下落相靠贴于胸前，拳背向前；将头转正，目视前方（图4-24）。

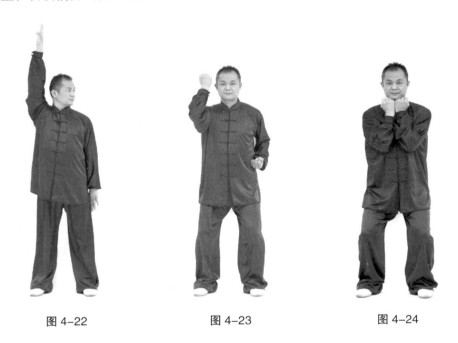

图4-22　　　　　　　图4-23　　　　　　　图4-24

⑤随吸气，百会穴上顶，两拳变掌，左掌外旋上穿于左脸侧，掌心朝后，右掌下落至腹部肚脐前，掌心朝上，目视前方（图4-25）；动作不停，随两腿继续伸直，左臂内旋上穿于头上，掌心朝外；同时，右臂内旋下探贴于右腿外侧，掌心朝外，中指贴于风市穴；同时，头向右转，目视右前方（图4-26）。

⑥随呼气，松腰沉髋，微屈膝；同时，左掌从小指依次卷指握拳下拉，右掌从小指依次卷指握拳上提（图4-27），两拳原路返回置于颏下，两肘下落相靠贴于胸前，拳背向前；将头转正，目视前方（图4-28）。

⑦随吸气，百会穴上顶，两腿伸直，两拳变掌，两掌上穿于头侧上方45°，掌指朝上，掌心斜相对；抬头向上，扬眉，目视前上方（图4-29）。

⑧随呼气，身体重心右移下沉，同时，两臂内旋外分下落至与肩平，目视前方（图4-30）；继而，随左脚向右脚并拢，两腿伸直，两臂下落按掌，两掌垂于体侧，中指贴于风市穴，成并步站立，目视前方（图4-31）。

共做两个八拍，第二个八拍与第一个八拍动作相同，唯方向相反，做完后成并步站立，目视前方。

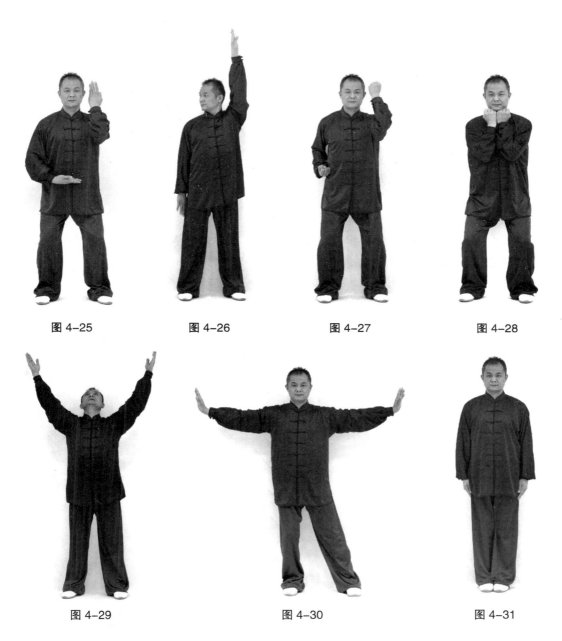

图 4-25　　　　　　图 4-26　　　　　　图 4-27　　　　　　图 4-28

图 4-29　　　　　　　　图 4-30　　　　　　　　图 4-31

2. 练习作用

预热全身，牵拉上肢及躯干，活动颈肩各关节。益气通阳，疏肝利胆，对肩周炎等病症有改善作用。

3. 练习要点

①力在颈项，意在转颈（大椎穴）。

②动缓息长，幅度宜大。

③转颈抬头要逐渐加力，用力适度；两拳变掌前，中冲穴要瞬间轻点劳宫穴。

4. 练习禁忌

颈椎病和高血压患者不做或慎做颈部动作。

5. 养生贴士

①办公室人员由于长期伏案工作，容易出现颈肩部僵硬、酸痛。练习做 2 ~ 3 分钟青龙昂首式，可以缓解颈部疲劳，起到预防颈椎病的作用。

②经常练习此式中的依次卷指抓握动作，可有效预防和治疗鼠标手。

第二式　彩蝶起舞（肩肘功）

彩蝶，色彩鲜艳的蝴蝶；起舞，翩翩作舞之意。

本式通过大幅度的抬肘绕肩和两臂的缠绕动作，展示出穿梭在花丛中的蝴蝶飘然徐缓、自由自在之状。练习该式可以达到充分活动肩、肘关节的目的。

1. 练习方法

第一个八拍：

①随吸气，左脚向左开步，稍宽于肩，脚尖向前；同时，两臂内旋摆于体前，与肩同宽、同高，掌心斜向上，掌指向前，目视前方（图 4-32）；随呼气，身体重心移至两腿之间，起身，继而松腰沉髋，屈膝下蹲；同时，两掌依次卷指、屈腕，两臂屈肘，使拇指、食指、中指三指撮拢分别点于两肩髃穴，目视前方（图 4-33、图 4-34）。

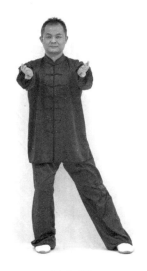
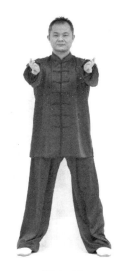
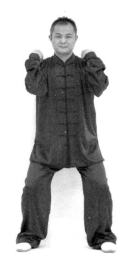

图 4-32　　　　　　　　　　图 4-33　　　　　　　　　　图 4-34

②随吸气，百会穴上顶，两腿伸直，同时两肘向上抬至肩上方，目视前方（图 4-35）。随呼气，松腰沉髋，屈膝半蹲；同时沉肩、扩胸，两肘向后、向下落于肋两侧，目视前方（图 4-36）。

③随吸气，起身，两腿自然伸直；同时抬肘、缩颈、含胸，两肘向前、向上抬至肩上方，

目视前方（图4-37）。随呼气，松腰沉髋，屈膝使身体半蹲；同时沉肩、扩胸，两肘向后、向下落于肋两侧，目视前方（图4-38）。

④随吸气，两勾手变掌，两臂交叉于胸前，左臂在内，右臂在外（图4-39）；动作不停，随身体重心右移，两掌外分撑于体侧，掌心斜向外，目视前方（图4-40）。随呼气，左脚向右脚并拢，两腿伸直；同时两臂下落于体侧，目视前方（图4-41）。

动作⑤至动作⑧同动作①至动作④，唯开步方向相反。

第二个八拍动作同第一个八拍，但转肩的方向相反。共做两个八拍，做完后两脚并拢，两掌捧于腹前，掌心向上，掌指相对，距离10厘米，目视前方（图4-42）。

2.练习作用

预热身体，活动肩、肘关节；对肩周炎、高血压等病症有改善作用。

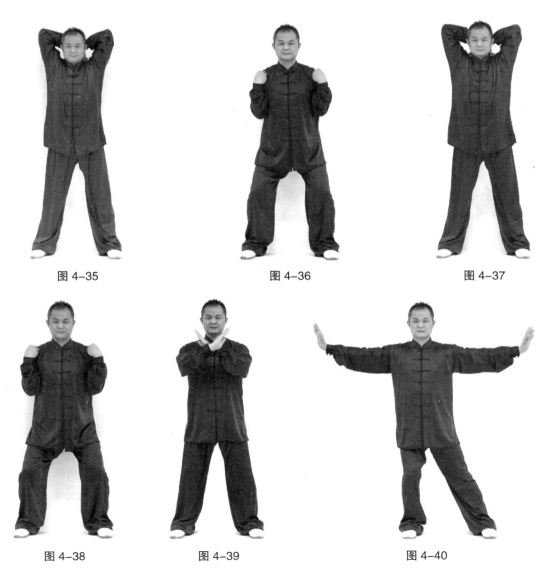

图4-35　　　　　　　　图4-36　　　　　　　　图4-37

图4-38　　　　　　　　图4-39　　　　　　　　图4-40

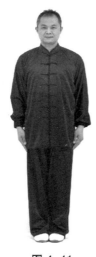

图 4-41

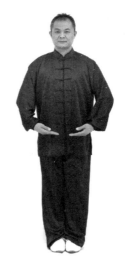

图 4-42

3. 练习要点

①起立时，百会穴上顶，收腹立腰；下蹲时，松腰敛臀，沉髋屈膝；转肩时以肘领先，两肘尽量前后画立圆，动作宜缓；抬肘时，幅度宜大，落肘时，两臂摩运两肋。

②意在绕肩（肩井穴）。

4. 练习禁忌

体弱年长者或低血压者不宜练习；不宜蹲起过深、过快、过猛。

5. 养生贴士

①久坐或者长时间弓背、低头会对颈部、肩部、背部造成很大压力。练习彩蝶起舞2 ~ 3分钟，可促进颈肩部血液循环，缓解局部酸痛，对预防和改善颈肩综合征有一定的作用。

②肩周炎患者可以根据自身实际情况，每天练习这个动作3 ~ 5次，每次2 ~ 3分钟，可以缓解局部症状，提高肩关节的灵活性。

第三式 祥麟翻浪（肘腕功）

祥麟，指麒麟；翻浪，意指两只吉祥的麒麟腾云驾雾、上下嬉戏翻飞。

本式动作中卷指、切腕、屈肘等动作有助于刺激腕关节的原穴，畅通手三阴经和手三阳经；两臂的旋转缠绕、身体重心的左右移动像麒麟在云中翻腾，有助于创造喜从心生的练功意境。

1. 练习方法

第一个八拍：

①随吸气，左脚向左开步，左腿伸直，两脚之间距离两脚半到三脚；同时两臂内旋侧

摆至髋旁（图4-43）；继而，两腿伸直，两臂内旋反臂外分至与肩平，接着两臂外旋，掌心向上，目视左掌（图4-44）。

②随呼气，从小指依次卷指、屈腕、屈肘，抬臂于体侧，目视左手（图4-45）；继而马步下蹲；同时切腕、插掌于腋下（图4-46）；两合谷穴分别沿膀胱经向下摩运至臀部，目视前方（图4-47）。

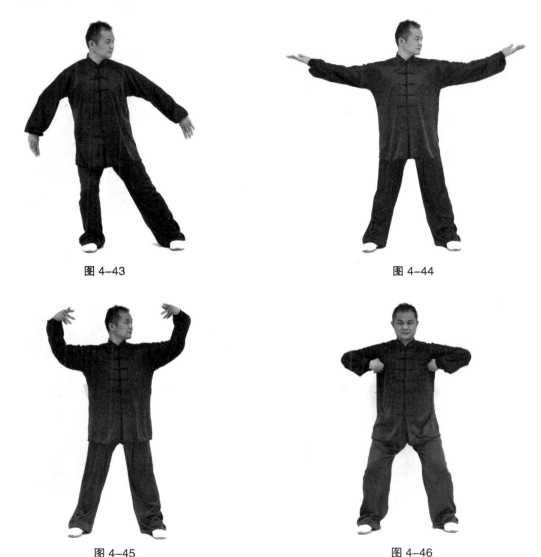

图4-43　　　　　　　　　　　　　　　　图4-44

图4-45　　　　　　　　　　　　　　　　图4-46

③随吸气，身体重心右移；同时，两臂内旋前摆，与肩同宽，与肩同高，掌心斜向上，掌指向前，目视前方（图4-48）；继而左脚向右脚并拢，两臂外旋；同时，从小指依次卷指、屈腕、屈肘上抬，使合谷穴置于胸前天突穴两侧，目视前方（图4-49）。

④随呼气，两腿伸直，两合谷穴沿任脉两侧向下摩运至小腹；继而坐腕按掌，掌指相对，掌心向下，目视前方（图4-50）。

动作⑤至动作⑧与动作①至动作④动作相同，唯方向相反。

第二个八拍动作同第一个八拍，共做两个八拍。第二个八拍的第八拍，随两腿伸直，两臂自然垂于体侧，继而两掌从小指依次卷指、握拳收于腰间，目视前方（图4-51）。

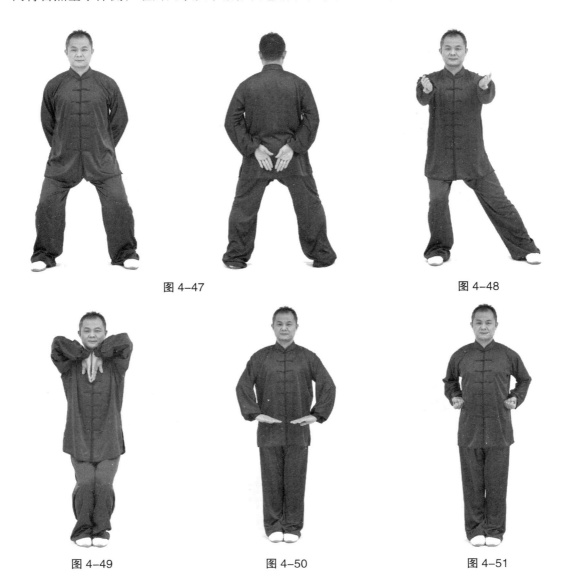

图4-47　　　　　　　　　　　　　　　　　　　　　图4-48

图4-49　　　　　　　　图4-50　　　　　　　　图4-51

2. 练习作用

预热身体，活动肘、腕、指等关节。改善心血管和呼吸系统功能，预防骨质疏松。

3. 练习要点

①两臂的旋转和肘、腕、指的屈伸要充分。

②身体重心要虚实分明，蹲起幅度宜大，速度宜缓。

③意在缠绕上肢（尺泽穴）。

4. 练习禁忌

年老体弱者不宜蹲起过深、过快、过猛。

5. 养生贴士

①经常做祥麟翻浪 2 ～ 3 分钟，可有效缓解手腕肌肉酸痛，对预防和改善鼠标手也有一定的作用。

②网球肘（肱骨外上髁炎）患者经常做这个动作可以缓解局部症状。

第四式　白鹿迎祥（躯干功）

白鹿，意为吉祥、安康、长寿之鹿；迎祥，意为伸展肢体迎纳吉祥。

本式的拧转、引伸动作，能够有效地牵拉、舒展身体各部位肌肉、肌腱等，提高身体柔韧性；侧身引体，有助于畅通任督二脉。

1. 练习方法

第一个八拍：

①随吸气，身体左转 90°，右臂沿右肋上提摩运；动作不停，右拳中指轻点劳宫穴后变掌，立掌向左推出，腕与肩平，掌心向左，掌指向上；同时，左拳后拉与右掌前推形成对拔用力之势，目视右掌（图 4-52）。

②随呼气，身体转正，左拳中指轻点劳宫穴后变掌，左臂内旋向左侧推，腕与肩平，掌心向左，掌指向上；同时右掌变拳与左掌对拔回收于右腰间，目视左掌（图 4-53）。

③随吸气，身体重心右移，左脚向左开步，与肩同宽，脚尖点地；同时，左掌回收叉腰，右拳变掌，右臂内旋，右掌沿面部右侧向左侧伸出，带动身体向左侧倾呈弓形，右臂贴耳使掌心向上，掌指向左，目视前方（图 4-54）。

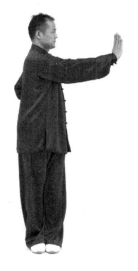
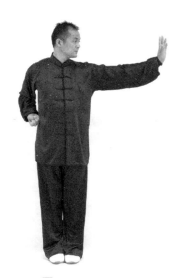
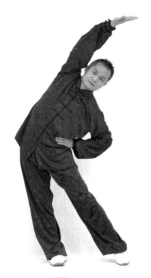

图 4-52　　　　　　　　　　图 4-53　　　　　　　　　　图 4-54

④随呼气，左手叉腰不动，身体回正，右臂下落侧撑至与肩平，掌心向右，目视前方（图4-55）；继而左脚向右脚靠拢；同时，右臂下落垂于体侧，动作不停，两腿伸直，两手握拳收于腰间，目视前方（图4-56）。

动作⑤至动作⑧同动作①至动作④，唯方向相反。

第二个八拍动作同第一个八拍，共做两个八拍。第二个八拍结束时，两脚并拢，两掌捧于腹前，掌指相对，距离10厘米，目视前方（图4-57）。

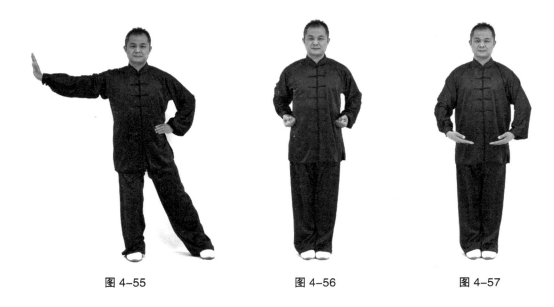

图 4-55　　　　　　　　　图 4-56　　　　　　　　　图 4-57

2. 练习作用

拧转身体，牵拉脊柱，抻筋拔骨，舒展躯干。疏肝利胆，固肾壮腰，预防腰肌劳损。

3. 练习要点

①转体、倾身幅度宜大，动静结合，松紧相宜，对拔用力，节节贯穿。

②动息结合，不要憋气。

③意在牵拉引体。

4. 练习禁忌

孕妇、高血压及腰椎间盘突出患者不宜幅度过大，动作过快、过猛。

5. 养生贴士

①久坐不动或不良姿态，容易造成脊椎骨及周围的肌肉、韧带劳损，脊柱会产生不同程度的病变，如小关节错位、脊柱侧弯、椎间盘突出等。每天练习该式3～5分钟，可使脊椎变得更加柔韧、健壮，还能促进全身的血液循环，缓解腰背佝偻、腰肌劳损等病症。

②长期久坐少动的人群常常肝气不疏、消化不良，每天在上下午练习该式2～3次，可有效疏泄肝气，改善消化功能。

第五式　灵猫戏尾（腰髋功）

灵猫，意为腰身灵动、活泼可爱之猫；戏尾，意为猫转动腰身，追逐自身尾巴之状。

本式通过以腰带臂、拧腰切髋等大幅度的旋转动作，达到活动全身，刺激腰髋，畅通肾经、膀胱经和任督二脉之功效。

1. 练习方法

第一个八拍：

①随吸气，左脚向左开步，两脚间距离约两脚半长；两臂内旋外分，继而随身体重心移至两脚之间，两臂体侧摆至肩平，掌心向后下方，目视左掌（图 4–58）。

②随呼气，左脚脚尖外摆 90°，右脚脚跟侧蹬 45°，成左弓步；同时，两臂外旋，两掌握拳，左拳回拽于腰间，拳心向上，右拳向左摆至面前，拳心向内，与眼同高，目视右拳（图 4–59）。

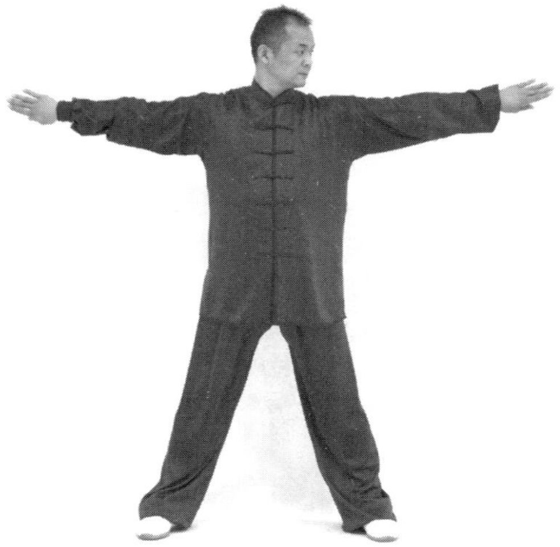

图 4–58

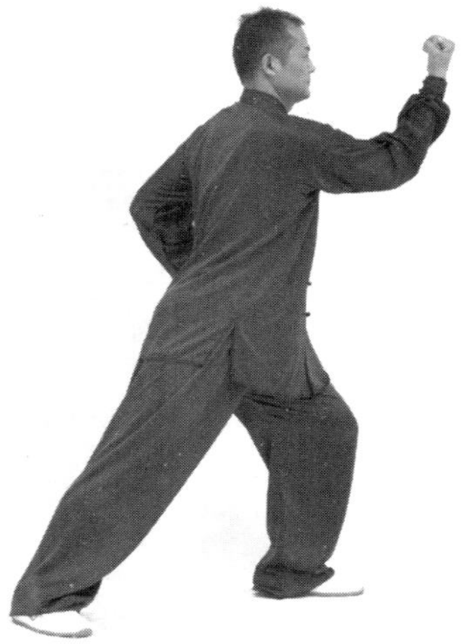

图 4–59

③随吸气，右脚掌蹍地，脚跟内收，身体重心移至两脚之间，左脚内扣，身体转正；同时，左拳不动，右拳经体前画弧下落收于右腰间，拳心向上，目视前方（图 4–60）。动作不停，身体重心移至右脚，两中指轻点劳宫穴，两拳变掌，两臂内旋下落外分与肩平，掌心向后下方，目视右掌（图 4–61）。

④随呼气，左脚向右脚并拢；同时，两臂外旋前摆至肩前，与肩同高，与肩同宽，掌心向下，掌指向前，目视前方（图 4–62）；继而，两腿伸直，两臂下落还原于体侧，目视前方。

动作⑤至动作⑧同动作①至动作④，唯方向相反。

第二个八拍动作同第一个八拍，共做两个八拍；做完后，两臂下落于体侧呈并步站立势，目视前方（图 4-63）。

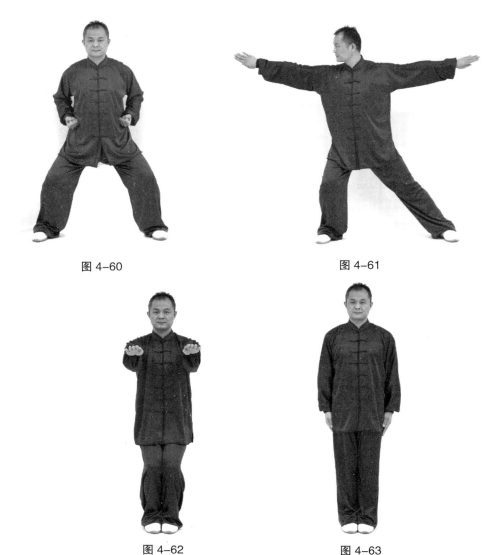

图 4-60　　　　　　　　　　　　　　图 4-61

图 4-62　　　　　　　　　　　　　　图 4-63

2. 练习作用

预热身体，活动全身，刺激腰髋。预防腰肌劳损、坐骨神经痛及骨质疏松。

3. 练习要点

①以腰带臂，加大转体和旋臂的幅度。

②运在旋中，动在拧中，眼随手走，圆连柔缓。

③两臂体前下落时，要沉肩、坠肘、坐腕、舒指下按。

④加强拧腰，意在命门。

4. 练习禁忌

孕妇、高血压及腰椎间盘突出患者动作幅度不宜过大，动作不宜过快、过猛。

5. 养生贴士

经常练习本式动作，可以缓解腰部肌肉紧张，减轻腰痛，还可增强腰部肌肉力量，防治腰肌劳损。

第六式　猛虎舒身（腰腿功）

猛虎，寓意强壮、威猛；舒身，意为猛虎蹿蹦出山。

本式挺膝、展髋、舒胸等连贯动作使身体由下到上逐节屈伸涌动，以活动脊柱，刺激任督二脉；前俯下按，牵拉腰背和腿部后群肌肉，达到预热全身的作用。

1. 练习方法

第一个八拍：

①随吸气，上体微后仰，继而挺膝、挺髋、挺腹、挺胸、抬头，使身体节节蠕动；同时，两肩胛骨内收，带动两臂外旋，使掌心向外，目视后上方（图 4-64）；继而随身体直起，两臂向上摆至头上方，与肩同宽，掌指向上，掌心向前，目视前方（图 4-65）。

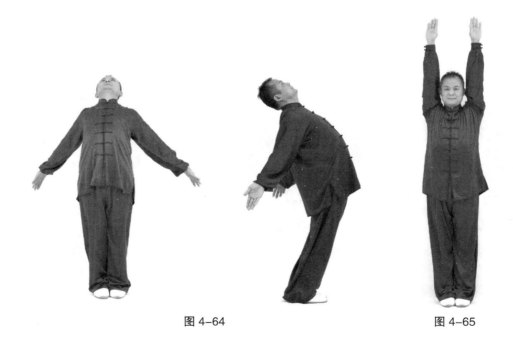

图 4-64　　　　　　　　　　　　　　　　　　图 4-65

②随呼气，右脚向右外摆 45°；同时，身体重心右移下沉，左脚向前上步成左虚步；同时，上体前俯，带动两臂由体前下按于肩前，与肩同高、同宽，目视前方（图 4-66）；接着，身体随重心后移，继续前俯，使两掌相叠按于左膝或左脚尖，左掌在下，劳宫穴对准鹤顶

穴或脚尖，目视前方（图4-67、图4-68）。

③随吸气，上体直起；同时，两臂外旋内收上托于胸前，接着两掌经面前内旋外分，撑于体侧，与肩同高，掌心向侧，目视前方（图4-69）。

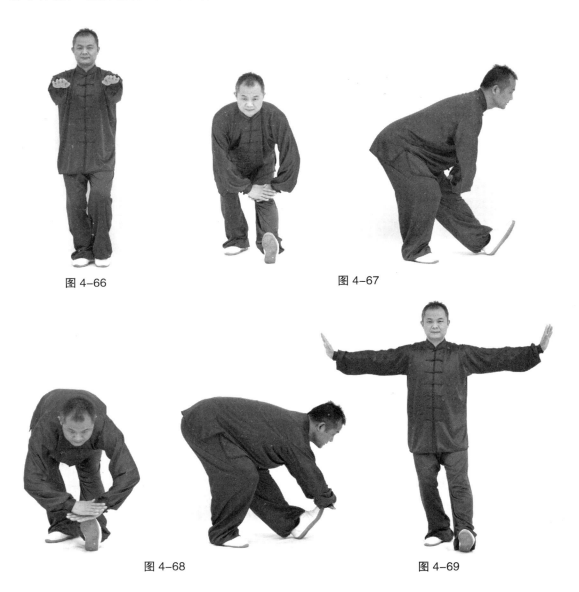

图4-66   图4-67

图4-68   图4-69

④随呼气，左脚收回，右脚尖回正，两脚并拢；同时，两臂下按，两手垂于体侧成并步站立势，目视前方（图4-70）。

动作⑤至动作⑧同动作①至动作④，唯左脚向左外摆45°，右脚向前上步做动作。

第二个八拍动作同第一个八拍，有能力者可将两掌叠于脚尖，共做两个八拍，做完后两臂下落于体侧成并步站立势，目视前方。

2. 练习作用

预热全身，牵拉腰背和腿部后群肌肉，活动脊柱；畅通任督二脉，改善消化功能。

3. 练习要点

①以腰发力，直膝牵拉要充分，动静结合。

②意在牵拉后背及大腿后群肌。

4. 练习禁忌

高血压、腰椎间盘突出者，年老体弱者以及孕妇动作幅度不宜过大、速度不宜过快、用力不宜过猛。

5. 养生贴士

久坐不动人群因缺少运动，容易肌肉松弛，肌肉弹性降低；久坐还会使骨盆和骶髂关节长时间负重，造成腹部和下肢气血不畅。经常练习本式动作，可以拉伸腰背和腿部后群肌肉、韧带，有助于减缓肌肉酸痛、促进血液循环，预防腰、腿部疾患。

第七式　仙鹤揉膝（膝踝功）

仙鹤，高雅、长寿之象征；揉膝，按摩活动膝关节之意。

本式通过蹲起动作活动膝踝；两掌揉按膝关节鹤顶穴，可起到保护膝关节、改善平衡、延缓衰老的作用。

1. 练习方法

①随吸气，抬头，上体前俯，两掌按于膝关节上，劳宫穴对准鹤顶穴（图4-71）；继而呼气，两腿屈膝下蹲，两肘外展，两掌劳宫穴揉按鹤顶穴，目视前方（图4-72）。

②随吸气，两腿直立；同时，两掌劳宫穴揉按鹤顶穴，目视前方（图4-73）。

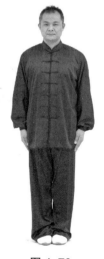
图 4-70

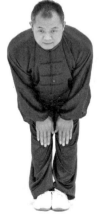
图 4-71

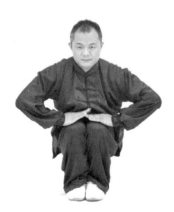
图 4-72

③随呼气，两腿屈膝下蹲；同时，两掌劳宫穴揉按鹤顶穴，目视前方（图4-74）。

动作⑤、⑦与动作①相同，动作④、⑥、⑧与动作②相同。

做一个八拍，做完后身体直立，两臂回收于体侧，呈并步站立姿势，目视前方（图4-75）。

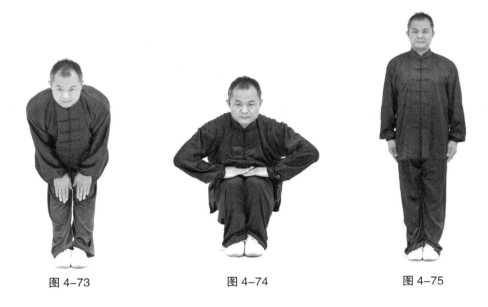

| 图4-73 | 图4-74 | 图4-75 |

2. 练习作用

预热身体，活动膝踝，预防骨质疏松、髌骨劳损等病症。

3. 练习要点

①下蹲时脚跟不要离地，按腿用力适中，蹲起速度匀缓，抬头向前看。

②意在活动膝关节（鹤顶穴）。

4. 练习禁忌

高血压患者、年老体弱者不宜过快、过猛、过深地做蹲起动作。

5. 养生贴士

静坐少动，缺少锻炼，可能造成骨关节过早退化，出现下肢麻木、关节酸痛的现象，练习本式动作6～8次可有效缓解上述症状。

第八式　神龟纳气（踝趾功）

神龟，寓意吉祥、长寿；纳气，意为采撷天地精华之气归入丹田。

本式通过上抱下引的柔缓动作，配合细匀深长的腹式呼吸，达到引气、敛气的作用。

1. 练习方法

①随吸气，百会穴上顶，两踵（脚跟）上提；同时，两臂外旋，经体侧摆于头上方，

两掌相合，掌指向上，目视前方（图 4-76 至图 4-78）。

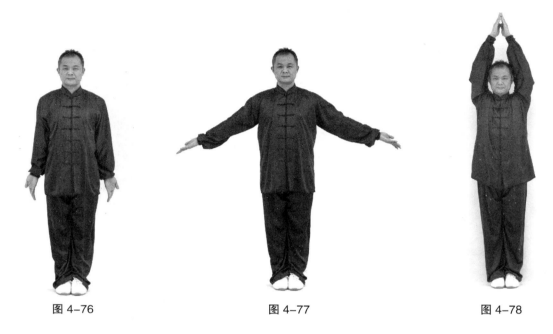

图 4-76　　　　　　　　　　　图 4-77　　　　　　　　　　　图 4-78

②随呼气，牙根咬紧，两踵（脚跟）下落，两掌经面前下落、按掌、外分还原于体侧，目视前方（图 4-79 至图 4-81）。

动作③、⑤、⑦与动作①相同，动作④、⑥、⑧与动作②相同，共做一个八拍。

2. 练习作用

活动踝、趾及肩关节，牵拉上肢及躯干，预防跌倒。

3. 练习要点

①动作柔缓，向上时，按拔顶、沉肩、摆臂、收腹、提肛、提踵的顺序而行，脚趾抓地，与手指上引，形成对拔；下落时，沉肩、松腰、松腹、松肛、松膝、落踵依次完成。

②两踵上提时，两肩胛骨内收，带动两臂外旋。

③动息结合，呼吸匀长。

④意在引气、敛气。

4. 练习禁忌

年老体弱者不宜做提踵动作。

5. 养生贴士

①常做提踵动作，可以提高踝关节的稳定性，同时，常做提踵动作促进下肢血液回流，可起到预防下肢肿胀或静脉曲张的作用。

②可在散步时做提踵动作，以提高踝关节力量，并有效畅通足三阴三阳经。

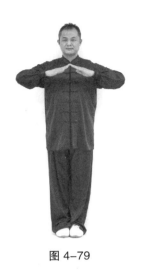
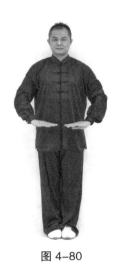
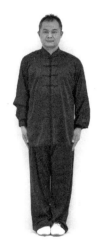

图 4-79   图 4-80   图 4-81

收势：气息归元

气息，意指身外的天地精华之气和体内的真元、脏腑、四肢百骸之气；归元，道家哲学，指回归本元或元气，在这里是回归丹田之意。

"气息归元"指将身体内外之气缓缓收敛于丹田，以达壮中补元、强身健体、延年益寿的功效。

1. 练习方法

①随吸气，两臂内旋外分于身体两侧，掌心向后斜向上，高与脐平，目视前方（图 4-82）。

②随呼气，两膝微屈，两臂外旋，内收于腹前，掌心相对，两掌相距 10 厘米，目视前方（图 4-83）。

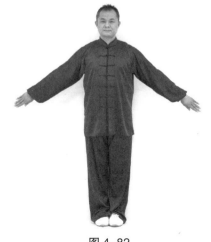
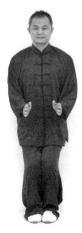

图 4-82   图 4-83

③随吸气，两腿伸直，两臂内旋，外分于体侧，掌心向后斜向上，高与脐平，目视前方（图 4-84）。

动作⑤、⑦与动作③相同，动作④、⑥与动作②相同。

⑧随呼气，两臂外旋内收，两掌相叠置于丹田（男性左手在内，女性右手在内），目视前方（图 4-85），做细、匀、深、长的腹式呼吸 3 次。

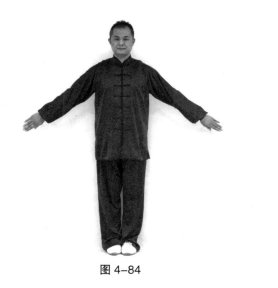 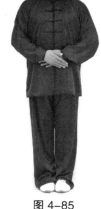

图 4-84　　　　　　　　　　　　图 4-85

2. 练习作用

调匀呼吸，聚敛心神，预防消化不良。

3. 练习要点

①身体中正，协调自然。

②呼吸深长，形松意敛。

4. 练习禁忌

体质虚弱者，切忌呼吸急促、用意太过。

5. 养生贴士

①对于无法入睡或睡眠困难者，可以在睡前练习气息归元 3 ~ 5 分钟，通过主动的静心和放松来调理身心，可以起到改善睡眠的作用。

②在剧烈运动后，练习本式 6 ~ 9 遍，可调匀呼吸，进而达到静心安神的效果。

第五章 健身气功·八段锦

八段锦是我国古代的导引术，其健身效果显著，安全易行，是中华传统养生文化中的瑰宝。八段锦的形成经历了一个漫长的发展演变过程：在先唐文献中已发现八段锦部分术式的印记；唐宋之交，八段锦作为一个成形功法开始流传于世；两宋时期，八段锦功法发展为坐功、立功两种锻炼形式；元明以降，八段锦进入快速发展期，在诸多文献中均有详细记载和介绍。

进入 21 世纪，在传统立功八段锦的基础上，国家体育总局组织专家编创了健身气功·八段锦，在海内外得到广泛传播。

一、功法特点

健身气功·八段锦以肢体动作为引，由外而内，疏通经络，调和气血，充盈脏腑，强壮筋骨，使其功能协同强化，以臻诚中形外，形正且整，气足神旺，以达强身祛病之功效。

（一）形与神合，气蕴其中

中国传统文化认为，人的生命是形、气、神的三位一体。《淮南子·原道训》说："夫形者，生之舍也；气者，生之充也；神者，生之制也。"也就是说，人的形体是生命的依托和基础；气是充实生命的源泉，联系形、神的纽带；神则是生命最重要的主宰。形、气、神三者在生命运动中既各司其职，又相辅相成、相互制约，构成一个几近完美的生命系统，倘若其中任何一个失去作用，则其余二者都将受到损伤。因此，要想维持生命的健康和长久，必须正确地处理好形、气、神三者的关系，做到"将养其神，和弱其气，平夷其形，而与道沉浮俯仰，恬然则纵之，迫则用之"。健身气功·八段锦始于站桩（由无极而太极而两仪），通过收视返听、精神内守，而率先"将养其神"，强化"神"对生命的主宰功能和作用；进而以意念引动形体，全神贯注于形体运动之中，做到意动形随、形动气随，动作虚实相生、松紧结合、动静相兼，渐能达于有意无意之间形动而不逾规，直至神意活泼自然地引体令柔，体现出内实精神、外示安逸，内外合一、形神共养的传统养生思想。

气蕴其中，是人体生命活动的必然。《青华秘旨》中说："人之一气在身，由念而动。"因此，行功中练习者意念集中，即可充分发挥神、意对气的统率作用，起到导引气机的作用；加之主动地导引形体，也能牵动全身气机发生规律性变化，故练习时气则始终充蕴于神形之中，长久行功自然可达导气令和之境。至此，神、气、形各安其位，相守相成，浑然一体，则祛病健身、延年益寿，这是健身气功·八段锦锻炼的必然结果。

需要指出的是，形、气、神三者之中的"气"，绝非单指呼吸之气。"气"的含义很广，古人通常把"气"看成生命活动中最重要、最基本的东西，是推动生命活动中最根本的物质和动力。鉴于导引呼吸确能有效促进人体气机的升降开合和强化真气的生发，故健身气功·八段锦亦十分注重呼吸的运用。功法中有逆腹式呼吸、提肛呼吸等多种呼吸方法，主要目的是通过对呼吸方式的主动干预来刺激机体产生积极的健身效应。但需注意的是，功法锻炼无论运用何种呼吸方式，都应做到顺其自然，绝不可强吸硬呼，要随着动作的熟练和练习的深入，逐渐形成细匀深长的腹式呼吸，继而进入不调而自调的状态。

（二）质朴端庄，行易效宏

健身气功·八段锦是由八个定式动作按照一定次序编排而成的。功法中的八个定式动作大多来源于日常生活，以淳朴实用为原则，不追求高难度或花哨的动作，绝无牵强造作之处。这些动作经规范化、程式化、艺术化的改造提炼而高于生活，是"朴实而天下莫能与之争美""既雕既琢，复归于朴"这一质朴美学思想的最好诠释。端庄是指功法演练注重端平正直、庄严大方。端庄绝不是简单地修饰仪容就能做到的，必须从功法的一招一式练起，待到正气充沛、神气充足时自然能显露于外，这与孟子提出的"充实之谓美"是相通的。本功法可谓尊古而出新，在继承传统八段锦之精髓的基础上，渗透着传统气功意气、神韵之内涵，并具有鲜明的时代精神和端雅的审美情趣；既于朴实无华中显露出苍茫古意，于行云流水中尽显时代气息，也因功法演练注重身形中正、心境平和、移步换桩、重心平稳、上虚下实、动作协调、形正且整，使举手投足间更显现出儒雅端庄、浑厚大气、肃穆宁静、神韵饱满、气宇融合的身心境界，给人一种质朴而显古意、端庄而不失灵活的中和之美。

本功法的动作数量较少，动作路线不复杂，练习要领易于掌握，不仅易学、易练，而且可分、可合（根据需要选择学练整套功法或某些单式动作）。功法的运动强度和动作难度也可根据学练者的年龄、性别、体质等进行调节。同时，在练习时间要求上比较宽松，既可以利用早、晚等时间专门练习功法，也可以利用工作间隙或茶余饭后等零散时间进行生活化练习。每次功法练习时间安排可长可短，一年四季均可依练习者的体力、兴致、忙闲等具体情况而定。练习方式比较灵活，既可以集体练习，也可以单独练习；既可以静悄悄地练习，也可以跟着伴奏音乐练习。此外，本功法对场地的要求不高，俗称"拳打卧牛之地"，在公园、广场、健身俱乐部和家里等都可进行练习。需要指出的是，本功法虽然易学、易练，但若想取得良好的健身效果，既需要用心练好每一式，也需要循序渐进、持之以恒地进行练习。

人的健康水平如何，是否会发生疾病，主要取决于人体机能的状况。从某种角度讲，本功法就是一项旨在改善人体机能的健身养生运动，这不仅在广泛的群众实践和严谨的科学测试中得到了验证，而且从其朗朗上口的功法口诀中也能得窥一斑。从历史上传承下来的八句功法口诀，既点明了每式动作的行功窍要，也彰显出其独特的功理功效。首式以头颈四肢引动，统理全身（三焦）。次式调和龙虎（左肝右肺）以安魂魄（肝主魂，属阴；肺主魄，属阳）而宁神定志。三式牵张两胁，上举下按，左右协理以调中宫（脾胃，人生命后天之本，古人云"一分胃气，一分生机"）。四式头颈左右旋转各尽其极致而肩不动，且目视斜后方，同时由旋腕至肘臂而到肩背外展内旋也各尽极致，收肩胛挤压脊背以刺激脏腑腧穴，前扩张胸胁以刺激脏腑募穴，手足阴阳六经张弛协同，且引动带脉，牵张冲任二脉，致任督二脉左右开阖，经络畅通，脏腑充盈，协同强化而使人体整体功能状态跃升，以祛药石难以奏效之病（五劳七伤、病入膏肓）。五式马步蹲裆，以尾闾穴为主，带动百会穴，摇头摆尾，使整个脊柱及其底座（腰、髋和骨盆）左右弯曲且拧转椎体、鼓荡气血，以降心火而升肾水、济水火、交心肾而强本祛病。六式以命门穴、神阙穴为基点，上自百会穴，下至尾闾穴，整个脊柱俯仰弯曲；下俯过程中，上自后顶穴、玉枕穴借重力沿脊间节节拉伸；下起尾闾穴，以意念牵引骶骨向下伸展，命门穴隆起成拱顶；仰起时，塌腰，展脊上引，以畅冲任二脉，同时开阖任督二脉，以固人生命先天之本（肾、腰）。七式左右拧转整个脊柱系统，同时，双手握固，怒目攒拳，前拳后肘，左右出击，旋腕抓握，以增气力，借此增强腰乃至整个脊柱拧转之功，自腰髋而膝而踝，直达涌泉穴乃至脚趾，可疏肝强肾健腰腿，预防、缓解股骨头坏死、骨质疏松、髌骨软化等老年退行性病变。八式提踵颠足，由踝、膝、髋至整个颅脑脊柱系统一起上下颠振七次而以自重足跟落地，可改善关节、肌肉的生理功能，激发任督二脉，协调脏腑，具有颐养先天、调补后天的作用。本功法的八式动作各有侧重，气血在经脉中的运动以及在身体各部的流注也因之而异，故单练可调节改善身体局部的功能，合练则能运动周身，平调全身气血，使人的整体生命功能状态得到优化提升。

（三）松紧结合，动静相兼

松，是指中枢神经系统、肌肉、关节以及内脏器官的放松；紧，是指适当用力，抻拉筋骨，且缓慢进行。松，须贯穿于健身气功·八段锦练习的始终；紧，主要体现在每一式主体动作定势时的一瞬间。松紧结合是传统中医学、阴阳学说在功法中的体现。

松，首先是精神的放松，主要是解除情绪上的紧张烦躁，使心理处于平和状态，降低机体的兴奋程度，减少内外环境对大脑的干扰，意念轻松舒适无紧张之感，有利于诱导大脑入静。肌肉、关节、内脏的放松，是指主动肌用力时，对抗肌不是一味地退让，而是保持相应的张弛度，协同肌则是尽量放松；内脏器官不是提心吊胆、牵肠挂肚，而是让胸腹保持空松，使人体肌肉、组织、器官处于最佳应力分布状态。

在健身气功·八段锦的练习中应该是"先求紧，后求松"，也就是"先方后圆"，先把筋骨抻开，把架子摆正。通过一段时间的练习逐渐换去身上的拙力，再求柔和连贯，方显健身气功·八段锦的特点。此处所说的"紧"，主要体现在"两手托天理三焦"的上托，"左右开弓似射雕"的马步开弓，"调理脾胃须单举"的上举，"五劳七伤往后瞧"的旋臂后瞧，"两手攀足固肾腰"的俯身后闭气塌腰成反背弓，"攒拳怒目增气力"的冲拳与旋腕，"背后七颠百病消"的脚趾抓地、提肛、收腹、竖脊、立项、头顶悬的定势动作。从外观上动作看似停顿，但肌肉、关节继续用力保持抻拉，使身体产生适度的紧张感，之后再徐徐放松接做下一动作。功法练习中，松紧配合适度可以激发和启动内气的运行，有利于平衡身体的阴阳、疏通经络、分解黏滞、滑利关节、活血化瘀、强壮筋骨、调理脏腑、增强体质。

动与静，动是绝对的，静是相对的。动为阳、静为阴，动静相生转化是宇宙间一切事物不断运动变化发展的规律。在健身气功运动中讲动静相兼，一般是指动功与静功应兼修，不可偏废。另指不论动功还是静功"静未尝不动，动未尝不静"，故有"内动与外动"之分，也有"内静与外静"之别。不论何种形式的功法，在练习方法上都是动与静的有机结合及合理搭配。

本功法中的动静相兼除以上所谈，在这里主要是指肢体动作的外在表现。动，是指在意念的引导下动作轻灵活泼、节节贯穿、舒适自然。静，是指在动作的节分处须沉稳，特别是在动作的缓慢用力之处，即每式主体动作的定势，配合停闭呼吸，从外观上看有 1～2 秒的停顿，但内劲没有断，肌肉继续用力，保持牵引抻拉，体现了健身气功·八段锦起于桩、行于桩的主要功法特征。适度地用力和延长作用时间能使相应的部位受到一定强度的刺激，加大对关节、肌肉、神经、体液的刺激强度，打通主隔断，有助于提高运动效果。

（四）舒展柔和，圆活连贯

舒展，意谓心舒身展。按中国传统养生文化，心境平和有利于体内的气机升降。道家所谓"养性全真"，讲的就是练功要保持心理平衡，无忧无虑，排除杂念，与物无忤的一种境界。故《黄帝内经》同样把维持神（意）、气的稳态作为保健养生的先决条件，强调"恬淡虚无，真气从之；精神内守，病安从来"的养生观点。身展则人体气机开阖充分，能促使皮、肉、筋、骨、脉、内脏等放松，可提升练习者体内外信息、质能交换（"出入"）的效率。这里，代谢产物的排出是以营养物质的摄入为前提的。

柔和，是指要求身体任何部位都不僵直、不绷劲、不用猛力，动作轻灵而不浮泛，浑厚而不重浊迟滞。注意柔和不是绵软无力，而是动作绵软但富有韧性和弹性，是练功敛气入内而不发于外的表现，即所谓"柔若无骨""柔似婴儿"的状态。

圆活，是指动作路线带有弧形，不起棱角，不直来直去。圆活不仅指每个动作的运行路线要圆，而且指肢体转动的角度也要圆。如动作路线是直的或动作的棱角比较明显，则要求动作直中求曲、外方内圆，此即要求人体里面的气机圆活、活泼，正如古语所说的"圆空法生"。否则，气血易于僵滞，筋脉不够通利，难以取得成效。

连贯，是指要求动作的虚实变化和姿势的转换衔接无停顿断续之处。连贯不仅要求每个动作均匀地展开，不能忽快忽慢，而且要求动作与动作之间不能分割、停顿、间断，要有机地连在一起，做到既如行云流水连绵不断，又如春蚕吐丝相连无间。

舒展柔和、圆活连贯是练习健身气功·八段锦的基调，其中蕴含着虚实、刚柔、动静，乃至升降开阖等气机变化之理。要做到舒展柔和、圆活连贯，关键是在精神、情绪上要保持中和之性，且行功时做到脚下要实，重心要稳，时刻保持身体平衡；以腰为轴，上下相随；知晓节点，节节贯穿，无缝衔接。能如此，长久练功则必神清气爽、体态轻盈，从而达到畅通经络、调和气血、强化脏腑、健康身心的效果。

二、功法基础

功法基础是指练习健身气功·八段锦必须掌握的基本功、基本动作与基本技术。这里简要介绍手型、步型、身型和站桩等。

（一）手型

手型是指功法练习中特定的拳、掌、指形态，主要起到引领动作、强化气血运行的作用。本功法主要包含以下几种手型。

1. 自然掌

五指自然伸直，稍分开，掌心微含（图 5-1）。

2. 八字掌

拇指与食指竖直分开，呈"八"字形，其余三指的第一、二指节屈收，指间见缝，大、小鱼际稍向内收，掌心微含（图 5-2）。

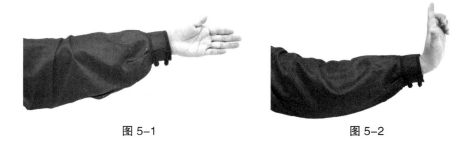

图 5-1   图 5-2

3. 龙爪

五指并拢，拇指第一指节和其余四指的第一、二指节屈收扣紧，掌心张开（图 5-3）。

4. 握固

拇指抵掐无名指根节内侧，其余四指屈拢收握（图 5-4）。

（二）步型

步型是指通过髋、膝、踝等关节的屈伸，使下肢呈现出一种静止的形态，主要起到调节身体肌肉骨骼之间力的平衡、稳固重心、使气血顺达的作用。

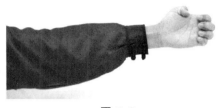

图 5-3

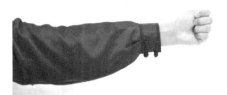

图 5-4

1. 并步

两脚并拢，身体直立；两臂垂于体侧，头正颈直；目视前方（图5-5）。

2. 开步

横向开步站立，两脚内侧距离与肩同宽，两脚尖朝前；头正颈直；目视前方（图5-6）。

3. 马步

开步站立，两脚间距约为本人脚长的 3 倍，脚尖朝前，两腿屈膝半蹲，大腿略高于水平，膝关节不超过脚尖；上体保持中正，目视前方（图5-7）。

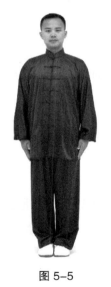

图 5-5

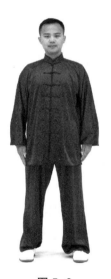

图 5-6

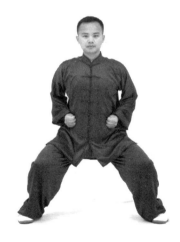

图 5-7

（三）身型

身型是指功法对头部、躯干与四肢部分基本姿态的规范。其基本身型以抱球势为例（图5-8），具体要求为后顶虚领、立项竖脊、沉肩坠肘、虚胸实腹、松腰敛臀、屈膝下坐、两脚平踏、立身中正。

1. 后顶虚领

后顶虚领是指头的后顶穴向上领起。此部位是身型控制的总机关，就是练功时常讲的

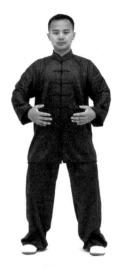

图 5-8

"时刻不丢顶"。即使在做倾身、俯身、摇转动作时也要保持斜中寓正，这样才能提起精神，避免出现动作松懈、低头、猫腰等错误姿势。

2. 立项竖脊

立项，需下颌内收，后项上提，做到直而不僵。竖脊，指整个脊柱犹如一串连珠，节节贯穿，上下对拔拉长。掌握了立项竖脊，就能精神饱满，方显质朴端庄。若弯腰、驼背，就会使人精神萎靡、身形松散。

3. 沉肩坠肘

肩是上肢的根节，肩关节不松沉会使上肢的动作僵硬，不协调，劲力不顺达，肩、肘、手运转不灵活，即所谓的"肩紧一身僵"。坠肘，是指在一般情况下，上肢的起落、开合肘关节不宜伸直，要保持松垂，顺应正常的生理弯曲角度，使气、力不截于肘，做到手起肘相随，手落肘下坠，肩沉劲到肘，肘坠劲到手。

4. 虚胸实腹

虚胸实腹指对胸腹内意、气的调控。虚胸，指胸部宽舒，两肩胛骨张开，背部后倚。实腹，指腹部放松，气沉丹田。虚其胸，实其腹，有助于心肾相交、调和气血、育真补元。

5. 松腰敛臀

松腰敛臀指腰部肌肉放松，髋关节内收，尾闾内扣，命门微后凸。腰为一身之主宰，是上下沟通的枢纽。松腰有利于上下相随、节节贯穿、形于趾指。敛臀有助于身体中正、开启命门、畅通督脉。

6. 屈膝下坐

屈膝，指两腿弯曲、腘窝放松、膝关节不超过脚尖。下坐，指髋关节垂直下沉，上体保持中正，避免出现躯干前俯后仰、撅臀跪膝的错误姿势。

7. 两脚平踏

两脚平踏指两脚平行站立，全脚掌着地，身体重心落于两腿之间，有助于身体重心稳定，使气不浮于上。

8. 立身中正

立身中正指头顶要悬，肩平正，髋平正，两足平正（平行、平踏），脊柱中正，百会穴对会阴穴，肩井穴对涌泉穴，身架均衡，重心平稳。立身中正是对身型的总体要求，型正才能气顺、意宁、神安。

上述各部位基本姿势的要求是相互关联、互为依托的，短时间内不可能全面掌握，需经过反复细心地体悟，方能达到身型的标准，符合练功的要求。

（四）呼吸

呼吸是指机体与外界环境之间气体交换的过程。根据健身气功·八段锦练习的需要，可以选用不同的呼吸方法。常用的方法有以下几种。

1. 自然呼吸

自然呼吸指不改变自己正常的呼吸方式，不加意念支配，顺其自然地呼吸。

2. 腹式呼吸

腹式呼吸指主要通过横膈肌运动来完成的呼吸方法，又分为顺腹式呼吸和逆腹式呼吸。顺腹式呼吸是指吸气时腹部隆起，呼气时腹部内收；逆腹式呼吸是指吸气时腹部内收，呼气时腹部隆起。

3. 提肛呼吸

提肛呼吸指在吸气时有意识地收提肛门及会阴部肌肉，呼气时放松肛门及会阴部肌肉。

4. 停闭呼吸

停闭呼吸指在吸、呼气之间或之后停止片刻，再呼或吸的方法。一次停闭呼吸一般不宜超过 2 秒，其作用主要是加大动作对脏腑、关节、肌肉等的刺激强度。

本功法对呼吸运用的总体把握是：初学者宜采用自然呼吸，逐步过渡到顺腹式呼吸，当动作熟练后，应结合动作的升降开合采用逆腹式呼吸进行练习。停闭呼吸主要在每式主体动作松与紧、动与静的转换处采用。因功法的动作幅度有大小之别，每个练习者的肺活量、呼吸频率有差异，且练习水平和程度不同，要选择适宜的呼吸方法，切忌生搬硬套。本教材功法技术章节中对各式动作与呼吸的配合只做一般提示，如呼吸不顺畅，应及时采用顺其自然的呼吸方法进行调节。

（五）意念

意念，即意识，包含显意识和潜意识，是人脑思维活动形成的一种精神状态。健身气功的意念运用多种多样，本功法中常采用以下几种意念方法。

1. 意念动作过程

练习过程中要意想动作规格、方法要领、动作路线是否准确，从而更好地学习掌握动作。

2. 意念呼吸

练习过程中要有意识地注意呼吸，既可意念功法中不同的呼吸方法，也可意念呼吸与动作的配合。

3. 意念身体部位

意念身体重点部位和穴位时，根据每一式的功理与作用，可选择不同的部位或穴位意守。

4. 默念歌诀

默念每一式的动作名称。心念歌诀，不出声，要意发于心，察之于体，使身心渐入佳境。

5. 存想

存想指在放松入静的条件下，运用自我暗示，设想某种景象，使身心与景象融合。

健身气功·八段锦意念方法的运用，应根据不同的动作要求、自身的技术水平及练功阶段进行合理选择。对于初学者而言，可着重掌握意念动作的过程与规格要领。随着练功的深入，逐渐进入似守非守、绵绵若存的境界。本教材功法技术章节中介绍的各式意念活动，只是从总体上做一般提示，练习者视自身情况灵活运用。

（六）站桩

站桩，是指人体保持一定的站立姿势，借助内向性的意念运用，加强脏腑、气血、筋骨等功能。俗话说："要知拳真髓，首由站桩起。"站桩不仅是八段锦的基本功，而且是迈向练功高层次的重要方法和途径。学习健身气功·八段锦，需掌握以下几种站桩。

1. 无极桩

无极桩主要运用于本功法的开始、结束或动作之间的衔接。因桩法简单，初学者往往认为没有必要进行专门练习。实际上，它能帮助练习者端正身型，引导练习者身心进入练功的意境。站桩时间以 2 ～ 3 分钟为宜，可采取多次重复练习。

（1）动作说明

两脚并步站立，两臂自然垂于体侧；提顶立项，下颌微收，舌须平放，齿唇轻闭；沉肩坠肘，腋下虚掩，胸部安舒，腰腹放松；目视前方（图 5-9）。

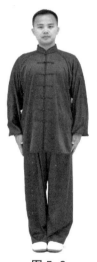

图 5-9

（2）呼吸方法

①初学站桩时宜采用自然呼吸。

②随着练习水平的提高，自然过渡到腹式呼吸。

（3）意念活动

①意念身体各部位的动作规格。

②意念周身放松，逐步过渡到意守丹田穴。

（4）技术要点

①后顶虚领，两脚踏平，身体重心落于两腿之间。

②身体中正，呼吸自然，精神集中，宁静安详。

（5）易犯错误与纠正方法

①错误：姿势松懈，精神涣散。纠正：注意保持后顶上领，下颌微收，目视前方，注意力集中。

②错误：表情紧张，姿势僵硬。纠正：注意眉宇舒展，肩部放松下沉，两腿自然站立。

③错误：追求气感，用意过紧。纠正：练习过程中出现热、胀、麻、肌肉跳动等现象时，要顺其自然，不予关注。当出现身体晃动或头晕恶心、心慌气短等不良反应时，应及时停止练习，查找原因，修正后再继续练习。

（6）功理与作用

端正身型，调和呼吸，安定心神，愉悦身心。

2. 抱球桩

本功法中的很多动作均是从抱球桩演化而来，其内涵丰富，为一般练习者首选桩法。站桩的时间、强度要量力而行，不要勉强坚持，要循序渐进，持之以恒。

（1）动作说明

两脚开步站立，两脚内侧距离与肩同宽，脚尖向前；两臂内旋摆至体侧约45°，继而外旋，两掌向前环抱，与脐同高或在脐乳之间，掌心向内，指尖相对，间距10～20厘米；同时屈膝，垂直下坐，膝关节不超过脚尖；目视前方或双目垂帘（图5–10）。

（2）呼吸方法

①初学站桩时宜采用自然呼吸。

②随着练习水平的提高，自然过渡到腹式呼吸。

③初站桩时，可有意运用呼吸引动气机，以3次为宜，最多不超过9次。

（3）意念活动

①站桩初期以意念端正身型。

②随着练习的深入，意守丹田。

（4）技术要点

背部后倚，腋下悬开，两臂掤圆，两掌微张；其余参照身型要求；收视返听，精神内守，气沉丹田。

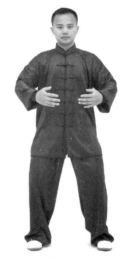

图5–10

（5）易犯错误与纠正方法

①错误：丢顶闭目，耸肩架肘，撅臀跪膝，掌指下垂，脚尖外展。纠正：注意目视前下方，下颌内收，沉肩坠肘，尾闾内扣，膝关节不超过脚面，指尖相对，脚尖朝前。

②错误：精神不专一，呼吸短浅，气息上浮。纠正：注意力要集中，胸部放松，适当调息，气沉丹田。

③错误：追求气感，用意过紧。纠正：练习过程中出现热、胀、麻、肌肉跳动等现象时，要顺其自然，不予关注。当出现身体晃动或头晕恶心、心慌气短等不良反应时，应及时停止练习，查找原因，修正后再继续练习。

（6）功理与作用

可调身，换劲、卸掉全身拙力；可调息，升清降浊、养丹田之气；可调心，放松入静、养心安神。

3.扶按桩

本功法中的扶按桩身体重心较低、强度大，适合于体质较好者选练。

（1）动作说明

两脚开步站立，两脚内侧距离宽于肩，脚尖向前，随之两腿屈膝下蹲，膝关节不超过脚尖；同时，两臂微屈，两掌扶按于髋旁，掌与髋间距约5厘米，掌心朝下，指尖向前；目视前方（图5–11）。

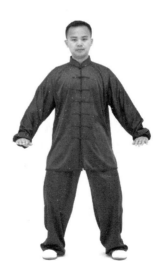

图5–11

（2）呼吸方法

①初学站桩时宜采用自然呼吸。

②随着练习水平的提高，自然过渡到腹式呼吸。

（3）意念活动

①站桩初期以意念端正身型。

②意念两掌扶按水中之球。

③随着练习的深入，意守丹田。

（4）技术要点

参照抱球桩。

（5）易犯错误与纠正方法

①错误：丢顶闭目，耸肩架肘，撅臀跪膝，脚尖外展。纠正：注意目视前方，下颌内收，沉肩坠肘，尾闾内扣，膝关节不超过脚尖，指尖与脚尖向前。

②错误：两臂僵直，两掌置于体侧或小腹前。纠正：注意沉肩坠肘，肘关节微屈，坐腕，两掌根位于髋旁。

③错误：精神不专一，呼吸短浅，气息上浮。纠正：注意力要集中，胸部放松，适度调整呼吸，气沉丹田。

④错误：追求气感，用意过紧。纠正：练习过程中出现热、胀、麻、肌肉跳动等现象时，要顺其自然，不予关注。当出现身体晃动或头晕恶心、心慌气短等不良反应时，应及时停止练习，查找原因，修正后再继续练习。

（6）功理与作用

调整身体各部位姿势，符合身型要求；稳固根基，强筋壮骨，强体增力。

三、功法动作

健身气功·
八段锦

预备势

1.动作说明

①两脚并步站立；后顶上领，颈部竖直，齿唇轻闭，舌尖轻贴上颚，眉宇间和嘴角放松；两臂自然垂于体侧，沉肩垂肘，松腕舒指，中指腹轻贴裤线；腋下虚掩，胸部自然舒展，腹部放松；目视前方（图5-12）。

②随着松腰沉髋，身体重心移至右腿，左脚向左侧开步，约与肩同宽，脚尖向前，继而重心平移至两腿之间；目视前方（图5-13）。

③两臂内旋，两掌分别向两侧摆起，手臂与身体的角度约45°，掌心向后；目视前方（图5-14）。

④上动不停，身体重心垂直下降，两腿膝关节弯曲；同时，两臂外旋，两掌向前合抱

至斜前方约 45° 后再屈肘、屈腕。呈抱球状，掌心朝内，与脐同高，两掌指间相对，间距 10 ～ 20 厘米；目视前方（图 5-15）。

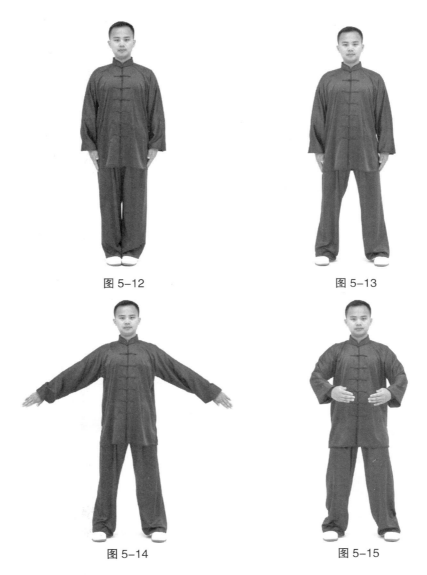

图 5-12　　　　　　　　　　　　图 5-13

图 5-14　　　　　　　　　　　　图 5-15

2. 呼吸方法

动作①、②自然呼吸，动作③吸气，动作④呼气。抱球后调息 3 次。

3. 意念活动

①意念基本姿态与周身放松。

②动作④意守丹田。

4. 技术要点

①保持后顶上领，立身中正，收髋敛臀，打开命门。

②抱球时腋下悬开，两臂掤圆，两掌微张，背向后倚，开启云门穴。

③目视前方时精神内敛，神不外施。

5. 易犯错误及纠正方法

①错误：呈抱球势时大拇指上翘，其余四指斜向地面。纠正：注意沉肩坠肘，指尖相对，拇指放平。

②错误：塌腰、跪膝、八字脚。纠正：注意收髋敛臀，膝关节不能前顶，不超过脚尖，脚尖朝前，平行站立。

6. 功理与作用

端正身形，调匀呼吸，宁静心神，启动气机，培育元气，使练习者进入练功状态。

第一式　两手托天理三焦

1. 动作说明

①接上式。两臂外旋，下落于小腹前，两掌心向上，掌指尖相距约10厘米，小指侧离小腹部约10厘米；目视前方（图5-16）。

②上动不停，两掌五指分开，在小腹前交叉；目视前方（图5-17）。

③上动不停，身体重心徐缓升起；同时，两臂屈肘，两掌垂直向上托至胸前，掌心向上；目视前方（图5-18）。

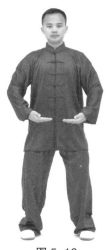　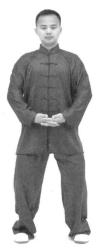　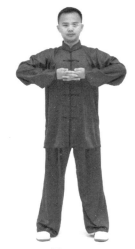

图5-16　　　　　　　　图5-17　　　　　　　　图5-18

④上动不停，两腿徐缓伸直；同时，两臂内旋，两掌向上托起，肘关节微屈，掌心向上；抬头，目视两掌（图5-19）。

⑤上动不停，两掌继续上托，肘关节伸直；同时，下颌内收；动作略停，两臂保持抻拉；目视前方（图5-20）。

⑥身体重心缓慢下降，两腿膝关节弯曲；同时，十指慢慢分开，两臂分别向身体两侧下

落至斜下方45°时再屈肘，两掌捧于腹前，掌心向上，两掌掌指相距约10厘米；目视前方（图5-21）。

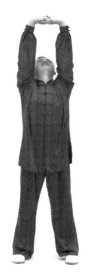
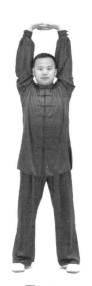
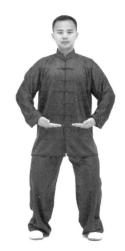

图5-19　　　　　　　　　　图5-20　　　　　　　　　　图5-21

本式托举、下落为1遍，共做6遍。

2. 呼吸方法

动作①、②自然呼吸，动作③、④吸气，动作⑤停闭呼吸，动作⑥呼气。

3. 意念活动

意念顶天立地、三焦通畅。

4. 技术要点

①两掌上托舒胸展体，上下对拔拉长，节节抻开，脚趾抓地。

②两掌下落时，松腰沉髋，沉肩坠肘，松腕舒指，上体中正。

5. 易犯错误与纠正方法

①错误：两掌上托至胸前时耸肩，前臂不平。纠正：注意沉肩、两掌带动前臂上抬。

②错误：动作④抬头不充分，动作④与动作⑤的衔接有停顿、断劲。纠正：注意两掌翻转上托时要眼随手动，下颌先向上助力，给大椎穴适当的刺激，再收下颌，配合两掌继续上托，至肘关节伸直，力在掌根，意气达于掌指。

6. 功理与作用

①本式通过四肢、躯干的伸展抻拉，并配合调息，有利于元气、体液在全身的布散与气机的升降。可调理三焦，畅通任督二脉和手足三阴三阳经及脊柱相应节段；同时，可扩张胸廓，使腹腔、盆腔脏器受到牵拉、按摩，促进气血运行，提高脏腑机能。

②对防治肩部疾患、颈椎病具有良好作用。

第二式　左右开弓似射雕

1.动作说明

以左式为例：

①接上式。身体重心右移，松腰沉髋，左脚向左开步站立，两腿膝关节自然伸直；同时，肩部放松，两掌向上随两臂屈肘交叉搭腕于胸前，掌根约与膻中穴同高，左掌在外，两掌掌心向内；目视前方（图5-22）。

②两臂沉肘稍回收，同时，右掌屈指呈龙爪，左臂外旋坐腕，左掌呈八字掌，掌心斜向前，指尖向上；目视前方（图5-23）。

③上动不停，两腿徐缓屈膝成马步；同时，左掌向左侧推出，腕与肩平，指尖向上，右手呈"龙爪"状向右平拉至肩前，犹如拉弓射箭之势，保持抻拉；目视推掌方向（图5-24）。

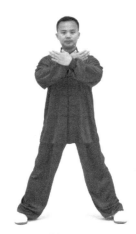
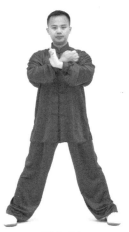
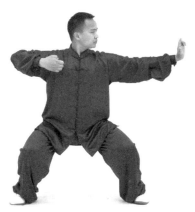

图5-22　　　　　　　　　图5-23　　　　　　　　　图5-24

④身体重心右移，左腿膝关节略伸直；同时，右手指伸开成自然掌，向上、向右画弧，腕与肩同高，掌心斜向前，指尖向上，左手指伸开，成自然掌，掌心斜向前；目视右掌（图5-25）。

⑤上动不停，身体重心继续右移，左脚收回成并步站立；同时，两掌分别由两侧下落，屈肘，捧于小腹前，掌心向上，指尖相对，间距约10厘米；目视前方（图5-26）。

右式动作同左式动作，唯左右相反（图5-27至图5-31）。

本式一左一右为1遍，共做3遍。

第3遍最后一动时，身体重心继续左移，右脚收回成开步站立，与肩同宽，膝关节弯曲；同时，两掌分别由两侧下落，屈肘，捧于小腹前，掌心向上，指尖相对，间距约10厘米；目视前方（图5-32）。

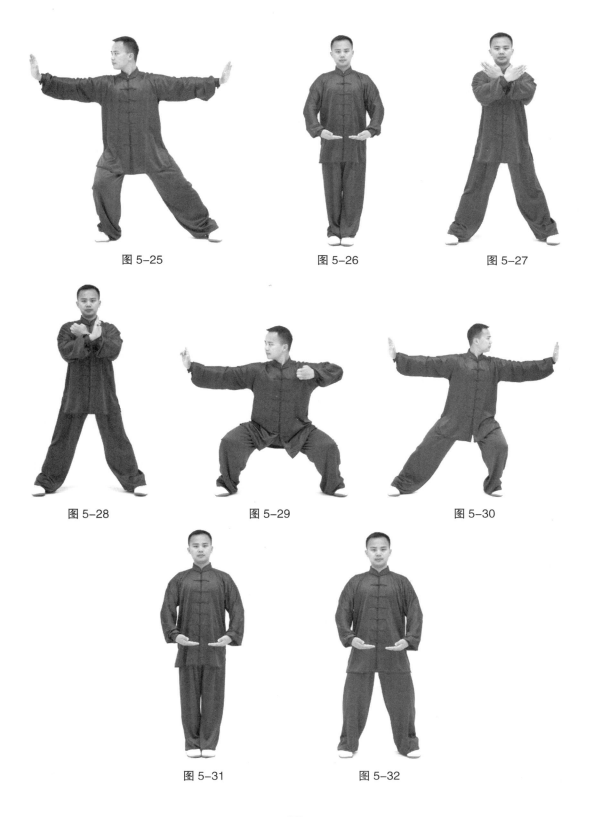

图 5-25　　　　　　　　图 5-26　　　　　　　　图 5-27

图 5-28　　　　　　　　图 5-29　　　　　　　　图 5-30

图 5-31　　　　　　　　图 5-32

2. 呼吸方法

动作①、②、④吸气，动作③、⑤呼气，在动作③即将形成定势前开始停闭呼吸至定势结束。

3. 意念活动

动作③拉弓时意念在夹脊穴，定势时意在食指指尖。

4. 技术要点

①拉弓时，注意手型变换，劲由脊发，转头要充分，两臂对拉成一条直线。

②马步屈蹲，膝关节不超过脚尖。

③保持立身中正。

5. 易犯错误与纠正方法

①错误：颈项不直，转头不充分。纠正：注意下颌内收，头转至鼻尖，正对八字掌食指。

②错误：拉弓定势时耸肩，推掌时直肘、直腕。纠正：注意沉肩坠肘、坐腕、翘指。

③错误：马步跪膝，身体重心偏移。纠正：注意膝关节不超过脚尖，垂直下坐，身体重心落于两腿之间。

6. 功理与作用

①左右开弓时，利于扩大胸腔，增大肺通气量、回心血量和打开上焦；通过"八"字掌坐腕翘指、龙爪置于肩前云门穴处，可有效刺激手太阴肺经、手阳明大肠经，对于改善微循环、增大肺活量、提高心肺功能及指关节灵活性具有促进作用。

②下蹲成马步时，可加强股四头肌、小腿后侧肌群等肌肉收缩，能有效发展下肢力量，促进血液回流。

③扩胸展肩、转头，可加强颈椎、胸椎的运动，纠正局部小关节的异常位置，调节颈、肩、胸、背部肌肉平衡，有利于矫正驼背等不良体态，防治颈椎病、肩周炎等疾病。

第三式　调理脾胃须单举

1. 动作说明

以左式为例：

①接上式。身体重心稍升起；同时，左臂内旋上抬，左掌与胸同高，掌心向内，指尖斜向上；右臂内旋，右掌心对腹部，指尖斜向下；目视前方（图5-33）。

②上动不停，左臂继续内旋上举，左掌翻转上托至头左上方，肘关节微屈，力达掌根，掌心斜向上，指尖向右，中指尖与肩井穴在同一垂直线上；同时，右臂继续内旋，右掌下按至右髋旁约10厘米处，肘关节微屈，力达掌根，掌心向下，掌指向前；动作略停，保持抻拉；目视前方（图5-34）。

③松腰沉髋，身体重心缓缓下降；两腿膝关节稍屈；同时，左肩下沉，左臂屈肘外旋下落，左掌与胸同高，掌心向内，掌指斜向上；右臂外旋，右掌收至腹前，掌心向内，指尖斜向下；目视前方（图5-35）。

④上动不停，身体重心继续下降，两腿膝关节弯曲；同时，两臂外旋下落，两掌捧于小腹前，掌心向上，掌指尖相对，间距约 10 厘米；目视前方（图 5-36）。

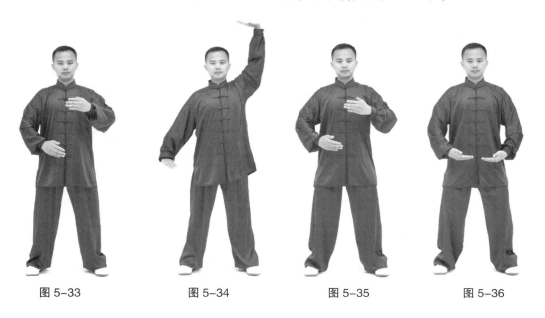

图 5-33　　　　　　图 5-34　　　　　　图 5-35　　　　　　图 5-36

右式动作同左式，唯左右相反（图 5-37 至图 5-40）。

本式一左一右为 1 遍，共做 3 遍。

第 3 遍最后一动时，右臂外旋，右掌指尖转向后；身体重心下降，两腿膝关节弯曲；同时，右掌向前下落，按于髋旁约 10 厘米处，掌心向下，掌指向前，左掌微微前移，两肘微屈；目视前方（图 5-41、图 5-42）。

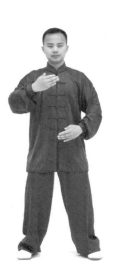
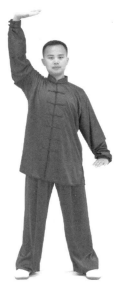
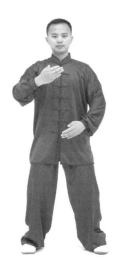

图 5-37　　　　　　　图 5-38　　　　　　　图 5-39

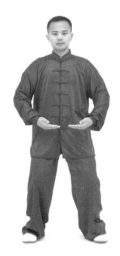
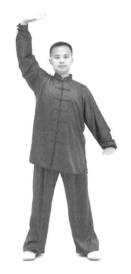
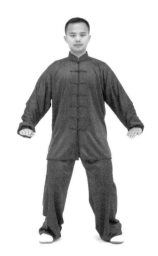

图 5-40   图 5-41   图 5-42

2. 呼吸方法

动作①、②吸气，动作③、④呼气，在动作②即将形成定势前开始停闭呼吸至定势结束。

3. 意念活动

①两掌捧于小腹前时意念在丹田。

②动作②成定势时意念上手擎天、下手拄地，升清降浊，调理脾胃。

4. 技术要点

①动作①，左掌斜向上约 45°，右掌斜向下约 45°。

②两掌上撑下按时，力在掌根，肘关节微屈，抻拉胁肋部，大脚趾有意下压，舒胸展体、拔长腰脊，有上擎天、下拄地、顶天立地之感。

③上举掌下落时，要经上举路线原路返回。

5. 易犯错误与纠正方法

①错误：动作①，两臂抬肘，掌指横置于胸腹前。纠正：注意沉肘，使前臂与掌约成 45° 角，如怀抱婴儿状。

②错误：两掌上举下按时，配合不协调，上举手路线较长。纠正：注意下按手动作需稍缓慢，使两掌同时到位。

③错误：上臂下落时路线错误。纠正：注意下落时要沉肩、坠肘、旋臂，带动右掌按上举路线返回。

6. 功理与作用

①上举下按成定势时，脚大拇趾有意下压，可刺激足太阴脾经的隐白等穴位；抻拉、挤压两胁与中脘穴，可刺激足太阴脾经的大包穴和章门穴以及背部的脾俞、胃俞等穴位，还可以调节脊柱两侧肌肉、韧带的张力和刺激内脏神经，对提升五脏六腑，尤其是脾胃的功能有促进作用。

②两手上托下按的过程中，利于发挥脾的升清功能和胃的降浊功能，从而改善人体消化、吸收能力。

③两掌上下对拉，使脊柱两侧肌肉向相反方向用力，椎体两侧形成上下相对运动，增强了脊柱的灵活性和稳定性，利于防治颈、肩等疾病。

第四式　五劳七伤往后瞧

1. 动作说明

以左式为例：

①接上式。两腿徐缓挺膝伸直；两肩下沉，两臂伸直，掌心向后，指尖向斜下方伸出；目视前方（图5-43）。

②上动不停，两臂外旋，上摆至体侧约45°，掌心向斜后上方；同时，头向左后方转，展肩扩胸；动作略停，保持抻拉；目视左斜后方（图5-44）。

③松腰沉髋，身体重心缓缓下降，两腿膝关节微屈；同时，头转正，两臂内旋，屈肘，两掌按于髋旁，掌心向下，指尖向前；目视前方（图5-45）。

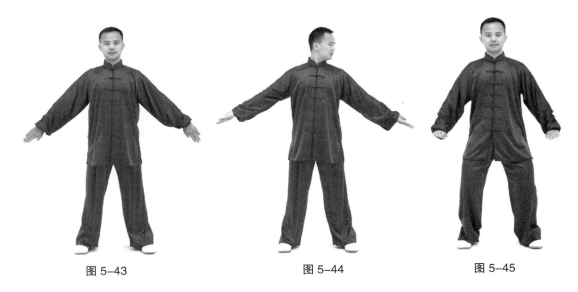

图5-43　　　　　　　　图5-44　　　　　　　　图5-45

右式动作同左式，唯左右相反（图5-46至图5-48）。

本式一左一右为1遍，共做3遍。

第3遍最后一动时，两腿膝关节微屈；同时，头向前转正，两臂内旋，屈肘，两掌捧于小腹前，掌心向上，指尖相对，间距约10厘米；目视前方（图5-49）。

2. 呼吸方法

动作①、②吸气，动作③呼气，在动作②即将形成定势前开始停闭呼吸至定势结束。

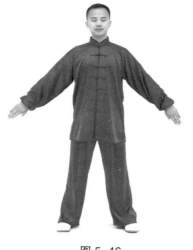

图 5-46

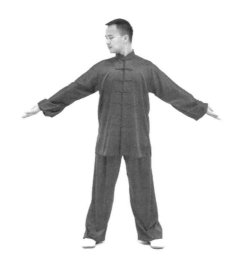

图 5-47

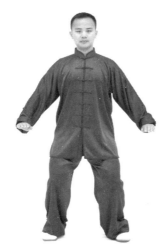

图 5-48

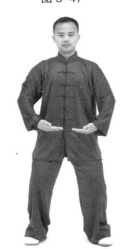

图 5-49

3. 意念活动

①动作①意在肩井穴。

②动作②意在大椎穴。

③动作③意在丹田穴。

4. 技术要点

①动作①，转头不转体，旋臂充分，转头用力适度，两臂于体侧抻拉拔长。

②动作②，成定势时，劲在夹脊穴，意气贯于指尖。

③动作③，两掌收回按于髋旁时，两肩胛骨微外开，命门穴微后凸，脊柱竖直，保持头顶悬。

5. 易犯错误与纠正方法

①错误：转头时上体后仰，旋臂不充分或转头速度过快。纠正：注意后顶虚领，下颌内收，尽量旋臂，缓慢转头，做到旋臂与转头协调一致。

②错误：转头时上体转动，两臂旋至体后。纠正：注意立身中正、胸部保持正对前方，两臂外旋侧伸不超过体侧。

6. 功理与作用

①两臂外旋、展肩扩胸动作，有利于打开手三阴经和任脉，挤压手三阳经和督脉。两臂内旋时，肩胛微开、命门穴后凸动作，有利于打开手三阳经和督脉，挤压手三阴经和任脉，并刺激背部腧穴、夹脊穴等穴位。这种阴阳经交替开合，能发动全身经络气机，协调一身阴阳、调节五脏六腑功能。

②转头后瞧时，可刺激颈部大椎穴，牵拉两侧颈动脉，改善脑部供血，增强颈部、项部、背部肌肉力量，缓解视觉疲劳和防治阿尔茨海默病、颈椎疾病等。

第五式　摇头摆尾去心火

1. 动作说明

以左式为例：

①接上式。身体重心左移；右脚向右开步站立，两脚间距约三脚宽，两腿膝关节自然伸直；同时，两掌上托，与胸同高时，两臂内旋，两掌翻转向上分托至头顶斜上方，肘关节微屈，掌心斜向上，指尖相对；目视前方（图5-50）。

②上动不停，身体重心下降，两腿徐缓屈膝半蹲成马步；同时，两臂从两侧下落，肘关节弯曲，两掌掌指扶于膝关节上方，手腕放松，掌指斜向前；目视前方（图5-51）。

③上动不停，身体重心稍起；目视前方（图5-52）。

④上动不停，身体重心右移，右腿膝关节弯曲，左腿膝关节稍屈；同时，上体右倾约45°；目视前方（图5-53）。

⑤上动不停，身体重心稍下降成右偏马步；同时，上体右转俯身；目视右脚尖（图5-54）。

⑥上动不停，身体重心左移成左偏马步；同时，上体保持俯身左旋至左斜前方；目视右脚跟（图5-55）。

⑦上动不停，身体重心稍右移，右髋向右侧送出，尾闾穴随之向右、向前、向左、向后旋转至正后方；同时，身体重心随尾闾穴转动移至两腿间，膝关节弯曲；胸微含，头向左、向后转至正后方；目视上方（图5-56）。

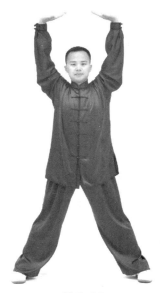

图5-50

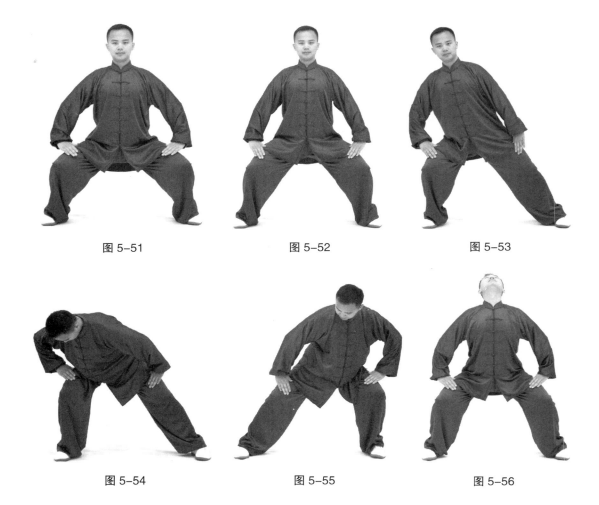

图 5-51   图 5-52   图 5-53

图 5-54   图 5-55   图 5-56

⑧上动不停，下颌与尾闾穴同时内收；身体重心下降，呈马步；目视前方（图 5-57）。

右式动作同左式，唯左右相反（图 5-58 至图 5-63）。

本式一左一右为 1 遍，共做 3 遍。

做完 3 遍后，身体重心左移，右脚回收，成开步站立，与肩同宽；同时，两掌从两侧向上，至肩高时外旋翻转，掌心向上，随之两臂上举，掌心相对；目视前方（图 5-64）。身体重心缓缓下降，两腿膝关节弯曲；同时，两臂屈肘，两掌经面前下按至小腹前，掌心向下，指尖相对，相距约 10 厘米，拇指侧距腹部约 10 厘米；目视前方（图 5-65）。

2. 呼吸方法

动作①、③、④、⑦吸气，动作②、⑤、⑥、⑧呼气。

3. 意念活动

①动作①至⑥意念动作规格。

②动作⑦，尾闾穴转动和摇头时，意在大椎穴和尾闾穴。

③动作⑧，身体重心下降时，意在丹田穴。

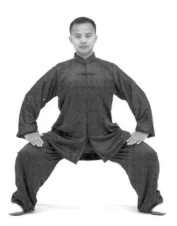

图 5-57

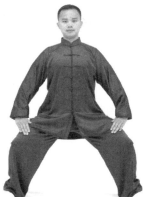

图 5-58

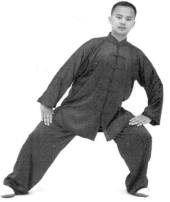

图 5-59

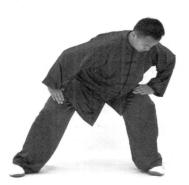

图 5-60

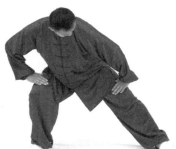

图 5-61

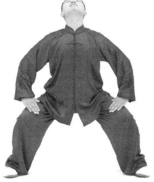

图 5-62

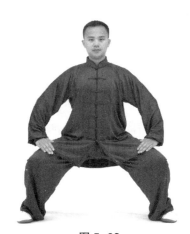

图 5-63

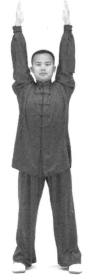

图 5-64

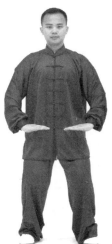

图 5-65

4. 技术要点

①按动作说明首先要分清每一个动作的分节点，再追求动作的连接。

②摇头摆尾时以尾闾穴旋转为主，头部跟随，意、气、劲由尾闾穴上传至大椎穴。

③摇头时胸部微含，柔和缓慢；摆尾时要收腹，动作圆活连贯。

5. 易犯错误与纠正方法

①错误：摇头与摆尾配合不协调。纠正：注意向侧送髋时，头要同时侧摆，颈部放松，目视上方，并随尾闾穴转动，将头与尾闾穴同时旋转至正后方。

②错误：做动作⑦、⑧摇头摆尾时挺胸展腹。纠正：注意沉髋、收腹、胸部微含。

③错误：动作②下蹲成马步时，两掌撑按大腿或虎口掐按大腿。纠正：注意沉肩坐腕、掌根悬空、五指轻抚膝关节上方。

6. 功理与作用

①摇头摆尾可提升阳气、通经泄热、平衡阴阳、畅通任督二脉、调理脏腑、滋阴补肾，使肾水上济，促进心肾相交。同时，摇头摆尾牵动脊髓和马尾神经，改善内脏神经功能，有助于提升卵巢、子宫、前列腺、膀胱等脏器的功能。

②脊柱的回环旋转，加之头、尾的牵拉转动和提肛收腹与膈肌的下降，对脊柱有很好的保健作用。同时，腹腔脏器得到挤压、按摩，促进了中焦、下焦的消化、排泄及运化功能。

③下蹲成马步、左右移动身体重心，能活动髋关节，改善局部血液循环，并能发展下肢力量，提高身体的稳定性。

第六式　两手攀足固肾腰

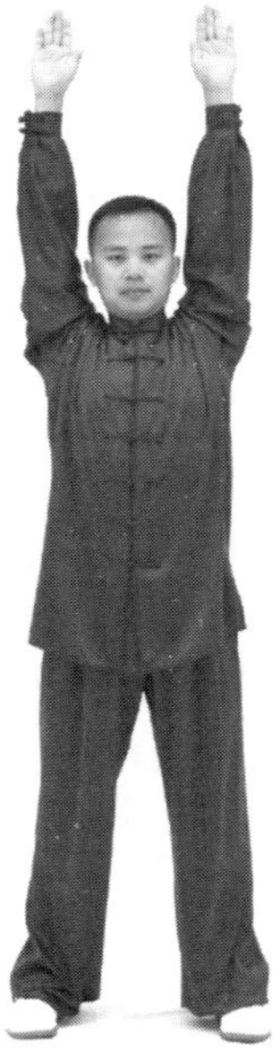

1. 动作说明

①接上式。两腿挺膝伸直站立；同时，两掌指尖向前，两臂向前、向上举起，肘关节伸直，掌心向前；目视前方（图5-66）。

②上动不停，两臂外旋，掌心相对，两掌随屈肘经脸前下按于胸前，掌心向下，指尖相对；目视前方（图5-67）。

③上动不停，两臂外旋，两掌心向上，掌指内旋，经腋下向后反插；目视前方（图5-68）。

④上动不停，两掌心贴背，沿脊柱两侧向下摩运至臀部；目视前方（图5-69）。

⑤上动不停，上体前俯，两掌继续沿腿后向下摩运至脚踝，再贴两脚外侧移至小脚趾处，随之旋腕扶于脚面，掌指向前；目视下方（图5-70）。

⑥上动不停，两掌不动，塌腰、翘臀、微抬头；两掌沿地面向前、向上远伸，以臂带动上体抬至水平；目视前下方（图5-71）。

⑦上动不停，两臂继续向前、向上举至头上方，上体立起，两

图5-66

掌间距约与肩宽，掌心向前，指尖向上；目视前方（图 5-72）。

本式一上一下为 1 遍，共做 6 遍。

做完 6 遍后，身体重心缓慢下降，两腿膝关节弯曲；同时，两臂向前下落，肘稍屈，两掌下按至小腹前，掌心向下，掌指向前；目视前方（图 5-73）。

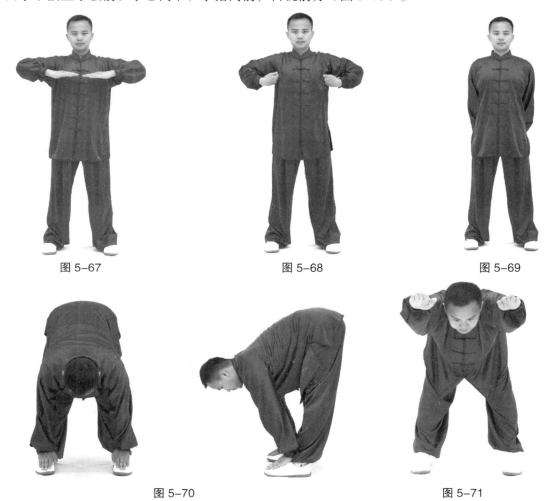

图 5-67   图 5-68   图 5-69

图 5-70   图 5-71

2. 呼吸方法

动作①、③、④、⑦吸气，动作②、⑤呼气，动作⑥停闭呼吸（有一定基础的练习者可根据自己的呼吸频率，将两吸两呼并为一吸一呼，即起吸落呼）。

3. 意念活动

①俯身时意念脊柱节节放松。

②上体抬起时意在命门穴，拉长腰脊。

4. 技术要点

①向下俯身时，颈、肩、腰脊要节节放松，特别是命门穴要放松，呈弯弓状。

②向上起身时，以臂带身，尽量伸展肢体，其用力点在命门穴，呈反弓状。

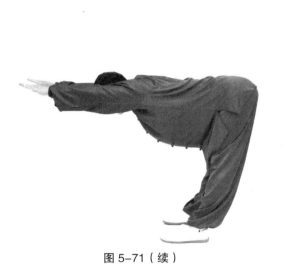

图 5-71（续）

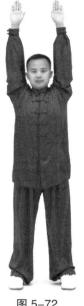

图 5-72

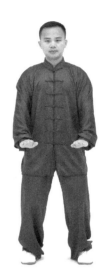

图 5-73

5. 易犯错误与纠正方法

①错误：两掌经腋下反插向下摩运时提前俯身。纠正：注意上体直立，两掌摩运至臀部后再向下俯身。

②错误：两掌向下摩运过程中屈膝。纠正：注意整个动作过程中始终保持挺膝。

③错误：动作⑥形成背伸时，身体各部位用力顺序错误。纠正：注意先塌腰，后翘臀，引腰，微抬头。

④错误：上体抬起时，以身带臂。纠正：注意要以臂带身，两臂向前、向上带动上体抬起。

6. 功理与作用

①脊柱的前屈与背伸运动能增强脊柱相关肌肉力量，提升脊柱的稳定性、柔韧性和延展性，可有效防治颈椎、腰椎部疾病。

②两掌摩运与俯身攀足可循经按摩、牵拉膀胱经，刺激督脉和命门穴、肾俞穴等穴位，加之起身时能有效牵拉足少阴肾经，可取得充盈经气、固肾壮腰的效果。

第七式　攒拳怒目增气力

1. 动作说明

以左式为例：

①接上式。身体重心右移；左脚向左开步，两腿徐缓屈膝，下蹲成马步；同时，两掌握固，收至腰间，拳眼向上；目视前方（图 5-74）。

②上动不停。左拳缓慢向前冲出，与肩同高，肘关节微屈，拳眼向上，当肘关节离开肋部时，拳越握越紧，眼睛注视左拳并逐渐睁大；同时脚趾抓地；目视左拳（图 5-75）。

③上动不停。向右转腰顺肩；同时，左臂内旋，左拳变掌前伸，掌心向外，掌指向前；目视左掌（图5-76）。

④上动不停。左掌指向下、向右、向上、向左再向下，依次旋腕一周，随之握固，拳心向上；同时，脚趾抓地；眼睛睁圆，目注掌动（图5-77）。

⑤上动不停，左拳随屈肘收至腰间，拳眼向上；同时，脚趾放松；眼睛放松，目视前方（图5-78）。

右式动作同左式，唯左右相反（图5-79至图5-82）。

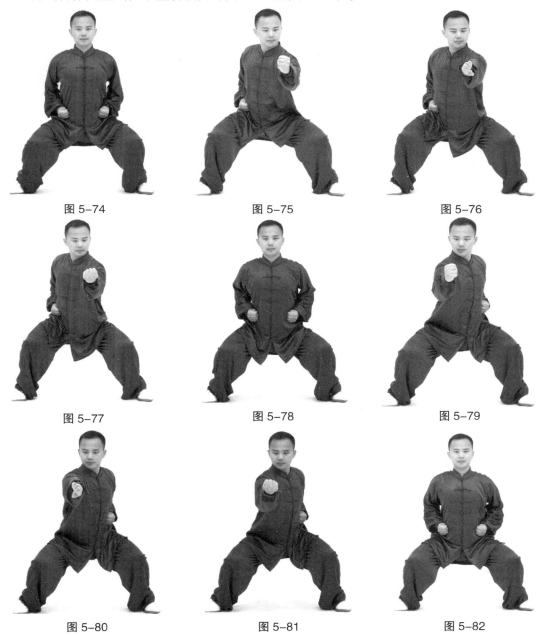

图5-74　　　　　　　图5-75　　　　　　　图5-76

图5-77　　　　　　　图5-78　　　　　　　图5-79

图5-80　　　　　　　图5-81　　　　　　　图5-82

本式一左一右为 1 遍，共做 3 遍。

做完 3 遍后，身体重心右移，左脚回收成并步站立；同时，两拳变掌，自然垂于体侧；目视前方（图 5-83）。

2. 呼吸方法

动作①、⑤吸气，动作②、③呼气，动作④停闭呼吸。

3. 意念活动

①冲拳时意在命门穴，两眼微怒视。

②旋腕时意在刺激手三阴三阳经的原穴。

4. 技术要点

①攒拳时，前臂与肘要贴胁肋部前送和回收。

②攒拳、旋腕、握固，要注意眼随手动。

5. 易犯错误与纠正方法

①错误：冲拳时上体前俯、耸肩、掀肘。纠正：注意后顶虚领，沉肩坠肘，前臂擦肋，收髋敛臀，上体保持中正。

②错误：旋腕动作掌指未绕立圆。纠正：注意旋腕时先屈腕，使掌指朝下，再向里、向上、向下，以腕为轴立圆绕一周。

6. 功理与作用

①通过怒目圆睁、摩运两胁、强力抓握、脚趾抓地、马步下蹲等动作，使全身肌肉、筋脉受到静力牵拉，刺激了手三阴三阳经的原穴和足三阴三阳经的井穴，加强了肝的藏血、疏泄功能，具有强筋壮骨、增强气力的作用。

②冲拳时，通过保持髋关节和头部不动，加强了脊柱的左右拧转，利于提升脊柱的旋转幅度和灵活性，对调节脊柱小关节位置、维护脊柱健康有促进作用。

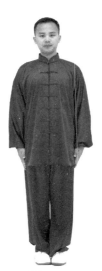

图 5-83

第八式　背后七颠百病消

1. 动作说明

①接上式。立项竖脊，后顶领起，沉肩垂肘，提肛收腹，掌指下伸；同时，脚跟提起，脚趾抓地；动作略停；目视前方（图 5-84）。

②脚跟徐缓下落，轻震地面；同时，咬牙，沉肩，舒臂，周身放松；目视前方。

本式一起一落为 1 遍，共做 7 遍。

2. 呼吸方法

动作①吸气，动作②呼气，在动作①形成定势前开始停闭呼吸。

3. 意念活动

①脚跟提起时意在后顶。

②下落震地时意念周身放松，百病皆消。

4. 技术要点

①提踵时，脚趾抓地、提肛收腹、后顶上领。

②脚跟下落时呼气，震脚咬牙，周身放松。

5. 易犯错误与纠正方法

①错误：平衡不稳。纠正：注意脚跟提起后脚趾用力抓地，后顶保持领劲，控制身体重心稳定。

②错误：震脚用力过大。纠正：注意缓慢下落，脚跟轻震地面。

6. 功理与作用

①通过拉伸脊柱、脚跟回落震动，可以缓解全身关节和肌肉紧张；收腹提肛和膈肌升降，可以起到增加肛门肌肉力量和促进内脏血液循环的作用。

②脚趾抓地和提踵，能刺激足三阴三阳经，发展小腿后群肌肉力量，提高人体平衡能力。

收势

1. 动作说明

①接上式。两臂内旋，两掌向两侧摆起约45°，掌心向后，掌指斜向下；目视前方（图5-85）。

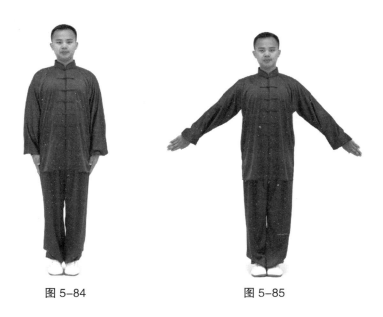

图 5-84　　　　　　　　　　　图 5-85

②上动不停。两臂外旋，两掌向前画弧至斜前方45°时，屈肘合抱至小腹，两掌相叠（男性左手在内，女性右手在内）；目视前下方，静养片刻（图5-86）。

③两臂自然下落，两掌指轻贴于两腿外侧；目视前方（图5-87）。

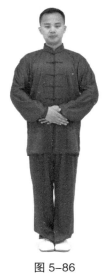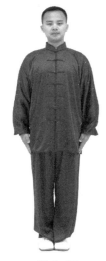

图 5-86   图 5-87

2. 呼吸方法

动作①吸气，动作②呼气，动作③自然呼吸。

3. 意念活动

意在丹田。

4. 技术要点

体态安详，周身放松，气归丹田，静养片刻。

5. 易犯错误与纠正方法

错误：收功草率。纠正：要从思想上高度认识收功的重要性，按照收功程序和要求将气息归元。

6. 功理与作用

引气归元，进一步巩固练习效果，结束功法练习。

第六章　坐势健身术

坐势健身术是在挖掘整理传统健身、养生方法的基础上，本着取其精华、去其糟粕的原则，遵循健身性、保持民族性、体现时代性的特点创编而成。坐势健身术功法动作古朴，蕴含新意。

一、功法特点

坐势健身术在中国传统养生文化指导下，结合现代科学理论，以调形、调息和调神为基本手段，具有畅通气血、调理脏腑、放松心神、愉悦身心的功效。其特点有以下五个方面。

（一）形神共养，以神为先

"形"是指人的形体，包括皮肉、筋骨、脉络、脏腑以及充盈其间的气血。"神"是指人的生命力的能动表现，其中包括现代心理学上所说的认知、思维和情志等。这就是说在功法创编时，既要注意形体动作的设计，又要注重精神修炼的安排，还要把精神修炼放在优先的位置，以达到改善生理、心理功能的目的，也就是老子所说的"载营魄抱一"。本功法中安排了形神结合的动作练习，在动作过程中要求意守玉枕、天柱、夹脊、丹田、章门、命门等穴位。

中国古代养生理论和中医理论强调以养神为先，将"神"视为人的生命的主宰者，这是中国古代养生文化一个非常突出的特点。坐势健身术重视以养神为先，认为形神结合的练习可以排除练习者的杂念，使练习者产生美好的情感体验，从而改善练习者抑郁、焦虑等不良心理状况。中医认为"意到则气到，气到则血行，血行则病不生"，当练习者将思想集中于一点，就有助于气血运行到该点。因此，通过意守相应的穴位，有助于壮中气、补元气，有效地改善消化系统、泌尿生殖系统等人体系统的功能。

（二）动息相随，动助息长

动息相随是指要使动作和呼吸协调配合，并强调动作配合呼吸，动作要为呼吸服务，要根据呼吸的需要来决定动作的速度和幅度，进而达到悠缓匀长的腹式呼吸。

配合的原则是"起吸落呼，开吸合呼，松吸紧呼，先吸后呼"，这样有利于呼吸顺畅、用力协调，动作自然、大方。

（三）身正动绵，连贯圆匀

坐势健身术强调身体中正安舒，动作绵缓、柔和、连贯、圆活、匀速。

从人体解剖学的角度讲，身正有助于减小脊柱受到的局部压力。此外，身正体松，有助于意念专一、气血循环。而动作的绵缓、柔和、连贯、圆活和匀速，则可以帮助练习者集中意念，更好地深长呼吸。

（四）抻筋拔骨，动静相间

坐势健身术除了强调柔、绵、匀、连的特点，还要体现上肢和躯干的牵拉抻扯，松紧结合；注重练习的动静结合。

抻筋拔骨有助于松解粘连、滑利关节、强健筋骨，从而有利于改善练习者的运动能力，并有效地预防颈、肩、腰痛。中国传统养生术有"动以养形，静以养神"的说法，动静结合的练习可以调节心神、神形共养。

（五）旋臂转腰，劲达于梢

"旋臂"就是要加大手臂在纵轴上的内外旋转和手腕在横轴上的环转，如"跃马弯弓"中手臂的内外旋转。"转腰"就是在练习时，有意安排大幅度的转体和俯身，如"蛟龙戏水"中的俯身侧卧和"大鹏展翅"中的后撑前俯。"劲达于梢"就是注意气力要达到肘以下部位，尤其是到手指。

大幅度旋臂有助于对手三阴三阳经的刺激，手腕的环转则可以刺激手三阴三阳经的原穴，起到畅通经络的作用，同时可以扩大练习者上肢关节的活动范围。转叠腰背可以有效地刺激腰腹和脊柱，用中医的原理解释也就是有效地刺激任督二脉，起到调理先天、补益后天、固肾壮腰的作用。劲达于梢可以有效地刺激远端末梢神经和毛细血管，促进微循环。从中医上说，可以使人体的井、荥、输、经、合等重要穴位产生得气之感，从而有效地畅通十二正经。

二、练习要求

（一）练习前的要求

1. 服装

练习者服装宜宽松，练习前应宽衣松带，避免束腰、束腹等紧身服装。

2. 环境

练习环境安静对练习尤为重要。在室外练习时，最好选择相对安静、空气新鲜的地方。在室内练习时，应保持空气流通。无论室内室外，练习者都不宜被风直吹，尤其要避免风吹在后颈、后背等部位，同时注意不可光线太强，避免刺激双目。

3. 饮食

练习前，练习者不可过量饮食，也不可在饥饿时练习。饭后 1 小时内不宜练习。饮酒后也不宜练习。

4. 情志

练习前，练习者要避免情志的波动，应保持情绪稳定、心情舒畅。

（二）练习中的要求

1. 动作

动作幅度要根据练习者自身实际情况进行调整，遵循循序渐进的原则，避免造成运动损伤。

2. 呼吸

呼吸的基本要求是细匀深长、动作协调配合，总的原则是起吸落呼、开吸合呼。练习过程中，练习者始终注意呼吸要顺其自然，不可强吸硬呼。

3. 意念

练习者在练习过程中要排除杂念，把精神集中在练习动作或过程中，也可意守某一穴位，要求"似守非守，绵绵若存"。

（三）练习后的要求

1. 放松

练习后，练习者要做放松整理活动，以使大脑皮层兴奋性较快恢复到练习前的安静状态，同时消除肌肉的疲劳感。

2. 饮食

练习后，不可贪吃冷饮，也不可立即吃饭，最好练习结束半小时后适量进餐。练习者应尽量戒烟戒酒。

3. 沐浴

练习后，练习者不可立即洗澡。

三、功法动作

坐势健身术

起势调息

1. 动作方法

①预备势：正身端坐，两掌放于大腿上方，中指尖对准鹤顶穴；两脚平行分开，与肩同宽；目视前方（图6-1）。

②随吸气，两臂外旋后移，使两掌捧于大腿根部，掌心向上，掌指相对（距离5～10厘米），目视前方（图6-2）；继而缓缓上托至胸前，约与膻中穴同高，掌指相对，目视前方（图6-3）。

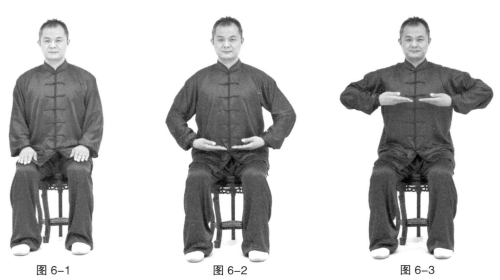

图6-1　　　　　　　　　图6-2　　　　　　　　　图6-3

③随呼气，两臂内旋，翻掌下按，还原至大腿根部，约与关元穴同高，掌心向下，掌指相对（距离5～10厘米），目视前方（图6-4）。

2. 练习要点

①身体中正，动作缓慢。

②动作与呼吸协调配合。

③意在气机升降。

3. 健身功能

①放松身心，调畅气机，壮中补元。

②调节自主神经系统，改善脏腑功能。

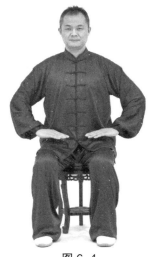

图 6-4

4.穴位注释

①鹤顶穴：位于膝上部，屈膝，髌底的中点上方凹陷处，具有通利关节、祛风除湿、活络止痛的作用；主治膝痛、腿痛、膝关节酸痛、腿足无力、下肢痿软、瘫痪等。

②膻中穴：位于前正中线上、两乳头连线的中点；主治胸腹部疼痛、心悸、呼吸困难、咳嗽、乳腺炎、缺乳症、咳喘病等。

③关元穴：位于脐下3寸，腹中线上，具有培补元气的作用；主治少腹疼痛、霍乱吐泻、疝气、遗精、阳痿、早泄、白浊、尿闭、尿频、黄白带下、痛经、中风脱证、虚痨冷惫、羸瘦无力、眩晕、尿道炎、盆腔炎、肠炎、肠粘连、神经衰弱、小儿单纯性消化不良等。

第一式　上工守神

1.名称解释

上工，古人将医术高明的医生称为上工。本式中练习者将自己比作上工，做掩耳扣击玉枕穴使思想集中、精神放松的练习。动作出自《内功图说》之"左右鸣天鼓，二十四度闻"。

2.动作方法

①接上式。随吸气，两臂内旋体侧外分至与肩平，掌心向后，目视前方（图6-5）；动作不停，两臂外旋前摆至胸前，与肩同宽、同高，掌心向下，目视前方（图6-6）。

②随呼气，松肩沉肘，两掌合于胸前；掌根与膻中穴同高（距离约10厘米）；指尖向上斜向前；双目垂帘，静养片刻（图6-7）。

③随吸气，两肘上抬至与肩平，中指互相轻贴，掌心向下；目视前方（图6-8）。

④随呼气，两掌下按经腹前（图6-9）向两侧外摆至与肩平，掌心向后（图6-10）；继而两臂外旋，屈肘，将两掌置于脑后呈掩耳状，两食指指腹搭在中指上；继而用食指指腹叩击玉枕穴24次；目视前方（图6-11）。

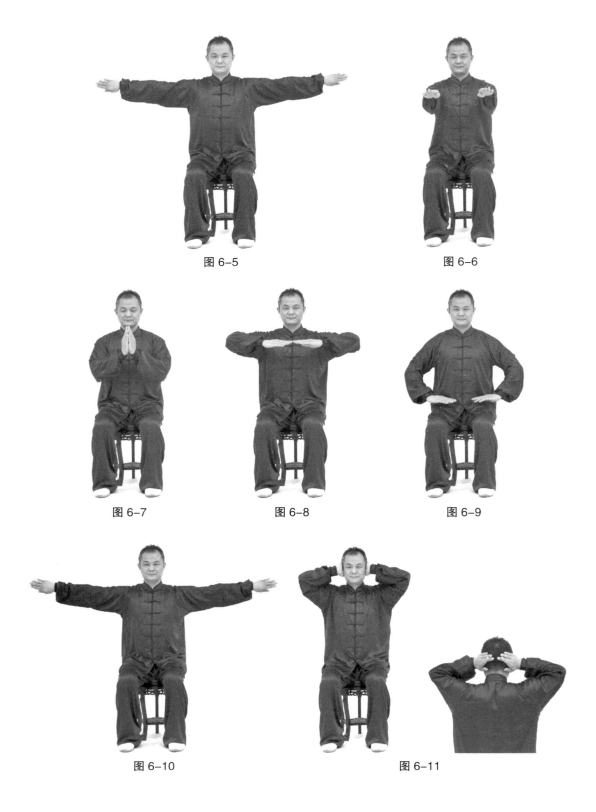

图 6-5　　　　　　　　　　　　　　图 6-6

图 6-7　　　　　　图 6-8　　　　　　图 6-9

图 6-10　　　　　　　　　　图 6-11

3. 练习要点

①松肩虚腋，两掌要掩实耳孔。叩击时，用力适中，有节奏感。叩击后，稍停顿。

②呼吸自然或吸气时放松，呼气时叩击。

③意在玉枕穴。

4. 健身功能

①垂帘静养可以使思想集中、精神放松，有利于调整气血循环，调补心肾，对心脑血管疾病、失眠等都有一定的改善作用。

②掩耳叩击可以达到调补肾元、强本固肾之效，对头晕、耳鸣、听觉衰退等均有一定的预防和康复作用。

5. 穴位注释

玉枕穴：位于头后部，后发际正中直上 2.5 寸，旁开 1.3 寸，平枕外隆凸上缘的凹陷处；主治头项痛、目痛、鼻塞等。

第二式　摆撼天柱

1. 名称解释

本式将颈项比作擎天之柱，做左右转动的动作，可刺激大椎穴、天柱穴等。动作出自《内功图说》之"微摆撼天柱"。

2. 动作方法

①接上式。随吸气，两掌快速拔离两耳（图 6-12），继而从耳旁掌心向上托起，掌指向后；同时，抬头，目视上方（图 6-13）。

②随呼气，两臂从体前下落至大腿外侧，掌心向下，掌指向前，目视前方（图 6-14）。

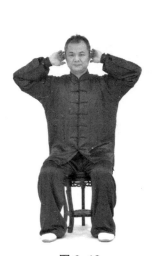
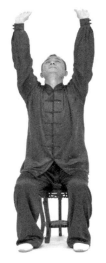
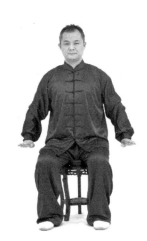

图 6-12　　　　　　　　　　图 6-13　　　　　　　　　　图 6-14

③随吸气，两臂内旋外分至体侧约 60°，掌心向后，目视前方（图 6-15）；继而两臂外旋、缠腕、挑掌，使掌心向下、掌指向前，目视前方（图 6-16）。

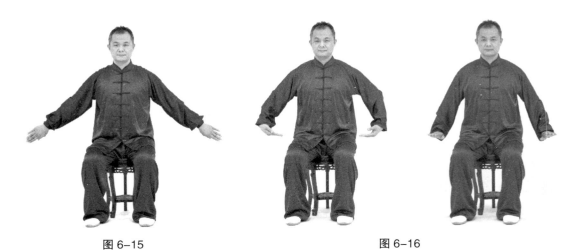

图 6-15   图 6-16

④随呼气，两掌下按，百会穴上顶，头向左转；目视左方（图 6-17）。

动作⑤至动作⑥同动作③至动作④，唯方向相反。

本式一左一右为 1 遍，共做 2 遍。

第 2 遍最后一动完成时，两臂外旋，缠腕至腹前，掌心向上，掌指相对，目视前方（图 6-18）。

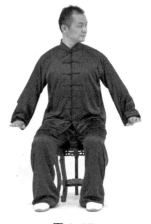
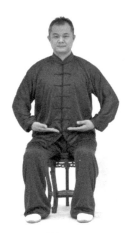

图 6-17   图 6-18

3. 练习要点

①旋臂、缠腕、转头、按掌动作要连贯、流畅。转头时，百会虚领，力在掌根。

②动作与呼吸协调配合，转头按掌时保持屏息 2 秒。

③意在天柱穴。

4. 健身功能

①"天柱"，即颈椎。活动颈椎，可以刺激大椎穴，起到升发阳气的作用。

②通过左右转头，百会穴上顶，可改善颈部的血液循环，增加颈部肌肉的力量和颈部灵活性，能有效防治颈椎病、头痛、头晕等。

5. 穴位注释

①大椎穴：位于人体后正中线上，第七颈椎棘突下凹陷中；主治热病、疟疾、咳嗽、喘逆、骨蒸潮热、项强、肩背痛、腰脊强、角弓反张、小儿惊风、五劳虚损、七伤乏力等。

②天柱穴：位于头后骨正下方凹处，斜方肌外缘凹陷中；主治后头痛、项强、肩背腰痛、鼻塞、热病等。

第三式　彩蝶双飞

1. 名称解释

本式中，练习者将自己比作彩蝶在花丛中翩翩起舞，以达刺激夹脊关的目的。动作出自《内功图说》之"左右辘轳转"。夹脊关，又称辘轳关，位于脊柱二十四节正中，与中医针灸之"中脘穴"前后对应。

2. 动作方法

①接上式。随吸气，两掌上托至胸前，约与膻中穴同高；掌心向上，掌指相对（距离5～10厘米），目视前方（图6-19）。

②随呼气，两肘下沉，旋腕掌指外展，掌根相靠；目视前方（图6-20）。随吸气，两掌上托，抬头，眼神随手走（图6-21）。随呼气，两臂内旋外分，分别向两侧下落至髋旁，掌心向下，掌指向外，目视前方（图6-22）。

③随吸气，两臂前摆至与肩平，与肩同宽，掌心向上（图6-23）；随呼气，屈肘，

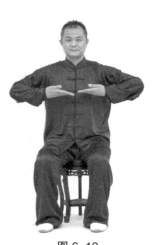

图 6-19

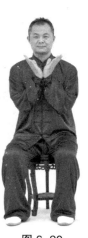

图 6-20

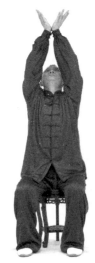

图 6-21

五指捏拢变勾手，置于肩上，目视前方（图6-24）。

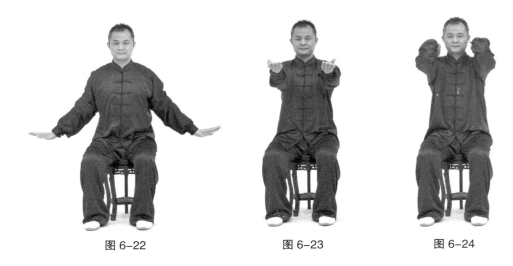

图6-22   图6-23   图6-24

④随吸气，两肘上抬，肘尖向上（图6-25）；随呼气，两肘向后、向下绕环，目视前方（图6-26）。重复做3遍。

⑤随吸气，两臂向前伸展，掌心向上，目视前方（图6-27）；随呼气，两臂内旋，掌心向下，两臂下落至髋旁，目视前方（图6-28）。

⑥随吸气，两臂向两侧摆至肩平，掌心向后，目视前方（图6-29）；随呼气，两臂外旋，屈肘，五指捏拢变勾手，置于肩上，目视前方（图6-30）。

⑦随吸气，两肘上抬，肘尖向上（图6-31）；随呼气，两肘向前、向下绕环，目视前方（图6-32）。重复做3遍。

最后1遍完成时，随吸气，两臂向两侧分开至肩平，掌心向上；随呼气，两臂内旋，转掌心向下，目视前方（图6-33）。

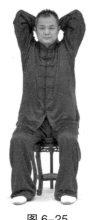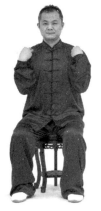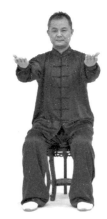

图6-25   图6-26   图6-27

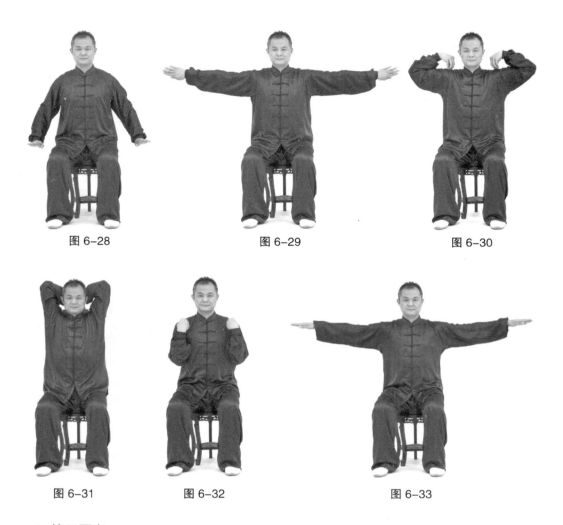

图 6-28　　　　　　　　图 6-29　　　　　　　　图 6-30

图 6-31　　　　图 6-32　　　　　　　　图 6-33

3. 练习要点

①绕肩时，动作幅度要大。两肘向前时，两肘尖尽量靠拢。两肘向后时，尽量扩胸展肩。

②呼吸与动作协调配合，两肘上抬时吸气，下落时呼气。

③意在夹脊关。

4. 健身功能

①肩胛骨的运动有力地刺激了位于背部的膏肓穴，膏肓穴主治虚羸瘦损、五劳七伤。

②绕肩增加肩关节活动度，对预防颈肩部疾患有一定作用。

5. 穴位注释

膏肓穴：位于背部第四胸椎棘突下，旁开 3 寸，肩胛骨内侧；主治咳嗽、气喘、肺痨、健忘、遗精、肩胛痛等。

第四式　单臂擎天

1. 名称解释

本式中，练习者上撑下按，似擎天玉柱，巍然耸立。动作出自马王堆《导引图》之"挽弓"，《八段锦》之"调理脾胃须单举"。

2. 动作方法

①接上式。随吸气，身体向左转45°，左臂屈肘，左掌收至左肩前，掌心向下；右臂随身体转动，摆至左前方，目视右掌（图6-34）。

②随呼气，身体转正，左臂外旋下落至腹前（距关元穴10厘米），掌心向上；右臂屈肘弧形收至胸前，掌心向下，两掌心相对，目视前方（图6-35）。

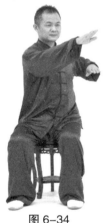
图 6-34

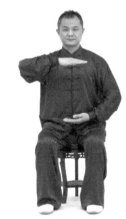
图 6-35

③随吸气，左掌上托经面前翻掌撑至头左上方，掌心向上，掌指向右，中指在肩部的投影为肩髃穴；同时，右掌下按至右大腿上方，右臂呈弧形，掌指向左，中指指腹置于伏兔穴，掌心向下；目视右方（图6-36）。

④随呼气，左臂向左侧下落至肩平，右臂向右侧上摆至肩平，两掌掌心向下，目视前方（图6-37）。

动作⑤至动作⑧同动作①至动作④，唯左右相反。

一左一右为1遍，共做2遍。

3. 练习要点

①身体中正，切勿左倾右斜；身体转动，以腰为轴，幅度宜大；上撑下按，力在掌根。

②动作与呼吸协调配合，上撑下按时保持屏息2秒。

③意守丹田。

4. 健身功能

①本式动作有助于调理脾胃功能，对脾胃虚弱、消化不良引起的食欲不振及饮食后腹

部胀满等有缓解作用。

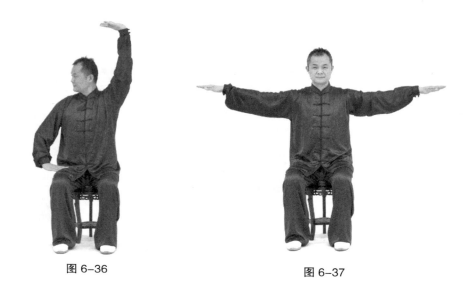

图 6-36   图 6-37

②通过躯干的左右旋转可以增加脊椎的灵活性，使脊柱保持正常的活动度。

5. 穴位注释

伏兔穴：位于大腿前面髂前上棘与髌骨外侧端的连线上，髌骨上缘 6 寸；主治膝腿麻痹、酸痛、屈伸不利、下肢不遂、腰痛、寒疝、腹胀、腹痛等。

第五式　玉兔望月

1. 名称解释

本式中，练习者将自己比作月宫中的玉兔，转头、侧身抻拉胁肋部。动作出自马王堆《导引图》之"引温病""翻腰"。

2. 动作方法

①接上式。随吸气，两臂摆至头上方，右手抓握左手腕，左掌掌心向前；目视前方（图 6-38）。

②随呼气，两臂屈肘，左上臂置于脑后，右肘向右侧下落（图 6-39），动作不停，右手抓握左手腕，向右下方牵拉，身体向右侧倾，目视左上方（图 6-40）。

③随吸气，身体回正，右手抓握左手腕，上提至头上方，两掌相叠，掌心向下，目视前方（图 6-41）。

④随呼气，右手松开，两掌相叠，下按至腹前，目视前方（图 6-42）。

⑤随吸气，两臂外旋，转掌心向内；动作不停，两掌上提至胸前，两劳宫穴对准膻中穴，目视前方（图 6-43）。

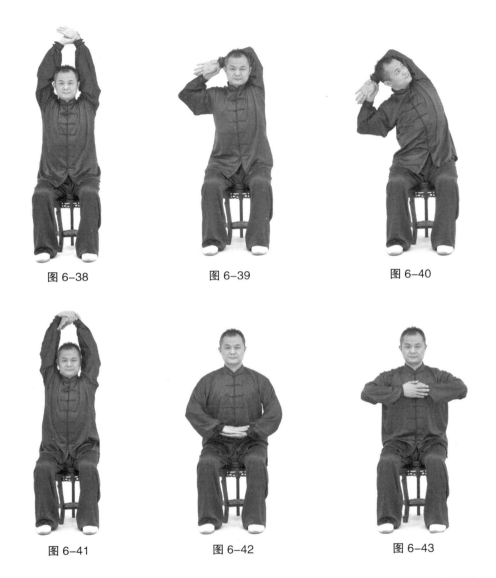

图 6-38　　　　　　　　图 6-39　　　　　　　　图 6-40

图 6-41　　　　　　　　图 6-42　　　　　　　　图 6-43

⑥随呼气，两臂向前、向两侧分摆至体侧，与肩同高，掌心向前，目视前方（图 6-44）。

动作⑦至动作⑫同动作①至动作⑥，唯左右相反。

一左一右为 1 遍，共做 2 遍。

第 2 遍最后一动完成时，两掌下按至腹前，掌心向下，目视前方（图 6-45）。

3. 练习要点

①抓握时，轻轻用力，刺激手腕。侧身时，动作宜缓，适度用力，切勿强力牵拉。

②动作与呼吸协调配合。两臂上摆时吸气，侧身抻拉时呼气。

③意在两胁肋部章门穴。

4. 健身功能

①通过左右侧倾抻拉身体两侧胁肋部，刺激肝经、胆经，有疏理肝脏气机，恢复肝脏

功能的作用；对两胁胀痛、胸闷不舒等症状有缓解作用。

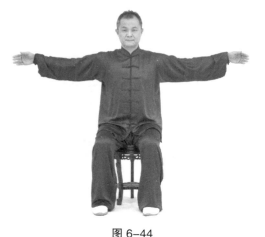

图 6-44

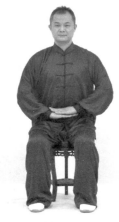

图 6-45

②躯干的左右侧倾增加了脊柱的左右活动度，可以改善脊柱功能。

5. 穴位注释

章门穴：位于侧腹部第 11 肋游离端的下方，具有疏肝健脾、理气散结、清利湿热的功用；主治腹痛、腹胀、泄泻、胁痛、痞块、黄疸等。

第六式 跃马弯弓

1. 名称解释

本式左右对拉，似弯弓待发。动作出自马王堆《导引图》之"挽弓"、《八段锦》之"左右开弓似射雕"。

2. 动作方法

①接上式。随吸气，两臂外分至体侧约 60°，掌心向后，目视前方（图 6-46）。

②随呼气，两臂外旋，掌心向前；继而两臂向前合拢，两掌叠于腹前，左手在里，右手在外；目视前方（图 6-47）。

③随吸气，上体左转，右掌五指分开，屈指成爪，向左侧推出；左手沿胁肋部向上摩运；目视左方（图 6-48）。

④随呼气，上体回正，左手变"八"字掌，向左侧推出，腕与肩平；右手五指并拢屈紧，拉至右肩前，掌心向内；目视左方（图 6-49）。

⑤随吸气，两臂平摆至胸前，与肩同宽，掌心向下，目视前方（图 6-50）。随呼气，两掌下落至腹前，掌心向下，掌指向前；目视前方（图 6-51）。

动作⑥至动作⑩同动作①至动作⑤，唯左右相反。

本式一左一右为 1 遍，共做 2 遍。

第2遍最后一动完成时，两掌下按至髋旁，掌指向前，掌心向下，目视前方（图6-52）。

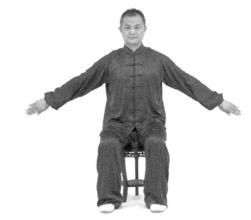

图 6-46

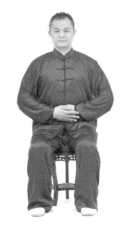

图 6-47

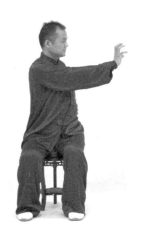

图 6-48

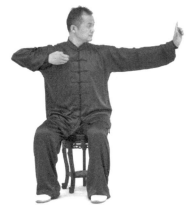

图 6-49

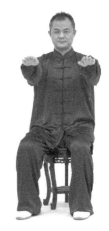

图 6-50

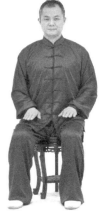

图 6-51

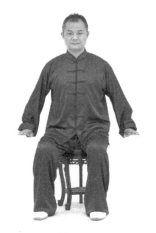

图 6-52

3. 练习要点

①转体推掌动作应保持身体中正。柔韧性差者，可向侧前方推出。五指成爪时，五指要用力。左右开弓时，要保持对拉。

②动作与呼吸协调配合，左右开弓对拉时保持屏息 2 秒。

③精神集中，意在商阳穴。

4. 健身功能

①通过转体推掌和摩运两胁肋，可使两胁肋松紧交替，起到疏肝理气、调畅情志的作用。

②左右开弓对拉动作，展肩扩胸，能够提高肺活量，有利于呼吸机能的改善和全身气血的运行。

5. 穴位注释

商阳穴：位于食指末节桡侧，距指甲根角 0.1 寸；主治齿痛、咽喉肿痛等五官疾患以及热病、昏迷等。

第七式　大鹏展翅

1. 名称解释

本式前倾摆臂，似大鹏展翅。动作出自马王堆《导引图》之"嘻图"（捶背）、《内功图说》之"背摩后精门"。

2. 动作方法

①接上式。随吸气，收腹挺胸，坐腕后撑；目视前方（图 6-53）。

②随呼气，上体前俯，两臂向后伸直，掌心向上（图 6-54）；动作不停，两掌变拳，捶击后背，目视前下方（图 6-55）。

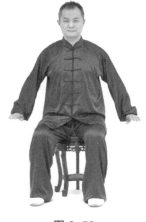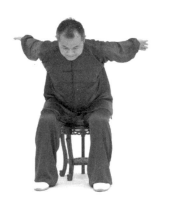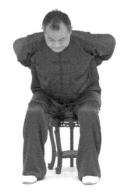

图 6-53　　　　　　　　　　图 6-54　　　　　　　　　　图 6-55

③随吸气，上体直起，两拳变掌，掌背贴身微上提；动作不停，微微呼气，转掌，掌

心贴背，掌指向下，摩运腰部，一上一下为1次，共做6次。第6次结束后，两手上提，紧贴于腰部；目视前方（图6-56）。

④随吸气，两手贴紧腰部，塌腰挺胸，目视前上方（图6-57）。

⑤随呼气，上体前俯，两臂后伸，掌心向上，目视前下方（图6-58）。

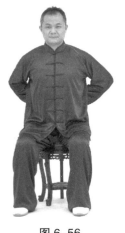
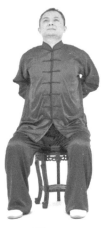
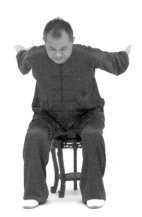

| 图6-56 | 图6-57 | 图6-58 |

⑥随吸气，两臂向体侧平摆，掌心向上（图6-59）；上体直起，两臂外旋（图6-60），继而，两臂前摆至前平举，与肩同宽，掌心向下，目视前方（图6-61）。

⑦随呼气，两掌下落至髋旁，掌指向前，掌心向下，目视前方（图6-62）。

重复3遍动作①至动作⑦。做第3遍最后一个动作时，两掌下按大腿上方（图6-63），两肘外展，掌指相对，掌心向下，目视前方（图6-64）。

3. 练习要点

①捶击后背的部位可根据肩关节柔韧性进行上下调整，不可用力过猛。

②动作与呼吸协调配合。

③意在腰部。

4. 健身功能

①俯身可牵拉刺激膀胱经，捶背可促进背部血液循环畅通，能有效缓解腰背疼痛等症状。

②中医认为"腰为肾之府"，摩运腰部命门穴、肾俞穴，能起到壮腰固肾的作用，并能提高机体免疫力。

③上体的前俯和背弓动作，可有效刺激脊柱和腰部肌肉群，增强腰部肌肉力量。同时对脊柱侧弯、椎间盘突出症等腰部疾病的预防和康复有一定作用。

5. 穴位注释

①命门穴：位于腰部，第2腰椎棘突下凹陷中，后正中线上；主治腰脊强痛、下肢痿痹、月经不调、赤白带下、痛经、经闭、不孕、遗精、阳痿、遗尿、尿频、泄泻、小

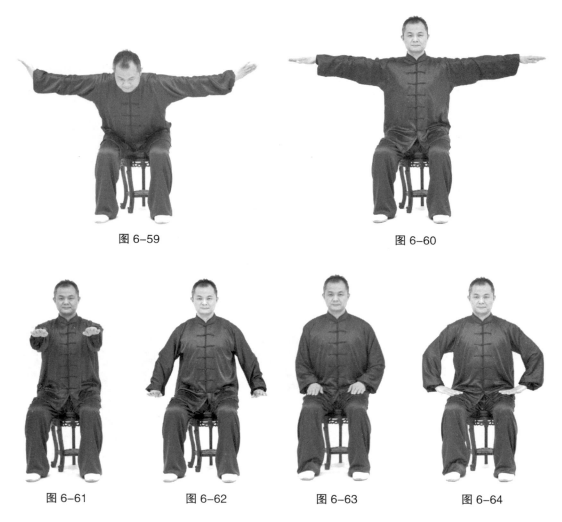

图 6-59　　　　　　　　　　　　　图 6-60

图 6-61　　　　图 6-62　　　　图 6-63　　　　图 6-64

腹冷痛等。

②肾俞穴：位于第 2 腰椎棘突下，后正中线旁开 1.5 寸处。主治腰痛、耳鸣、耳聋、遗尿、遗精、阳痿、月经不调、带下等。

第八式　蛟龙戏水

1. 名称解释

本式练习者将自己比作蛟龙在水中翻腾嬉戏，自由自在。该式动作通过摇转增强脊柱的灵活性和稳定性，通过拧身转头以牵拉腹部，对中脘穴起到按摩作用，消除腹内胀满。

2. 动作方法

①接上式。随吸气，上体向左倾；随呼气，上体前俯；随吸气，上体右倾、回正、左倾；随呼气，上体前俯，目视前下方（图 6-65 至图 6-70）。

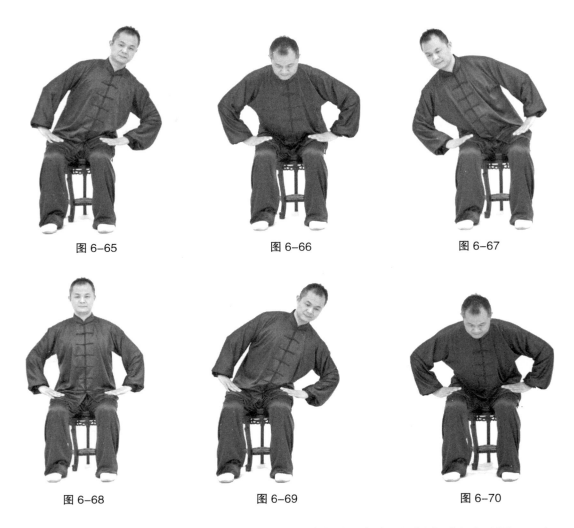

图 6-65 图 6-66 图 6-67

图 6-68 图 6-69 图 6-70

②随吸气，左手托左腮，上体向右拧转，左肘尖对准右膝，目视右后上方（图 6-71）。

③随呼气，上体还原至俯身下视（图 6-72）。

④随吸气，上体还原至正身端坐；目视前方（图 6-73）。

动作⑤至动作⑧同动作①至动作④，唯左右方向相反。

一左一右为 1 遍，共做 2 遍。

3. 动作要点

①上体摇转时，要竖脊立项，圆活连贯。拧转时腹部应有牵拉感。

②呼吸自然，拧身转头时配合呼气。

③精神集中，意在丹田穴。

4. 健身功能

①通过脊柱的摇转和旋拧，增强脊柱的灵活性和稳定性，有效缓解脊柱小关节紊乱导致的颈、肩、腰、背痛等症状。

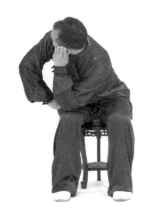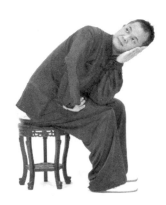

图 6-71

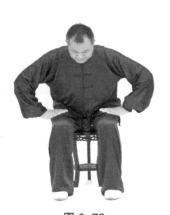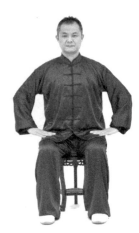

图 6-72　　　　　　　　　　　　图 6-73

②上体俯身拧转，可以牵拉腹部，对中脘穴起到按摩作用。其既可消除腹内宿气不化、脏腑不和，也可使腹部胀满渐渐消除。

5. 穴位注释

中脘穴：位于人体的上腹部，前正中线上，脐中上 4 寸，胸骨下端和肚脐连接线中点处。主治胃脘痛、腹胀、呕吐、呃逆、反胃、吞酸、纳呆、食不化、黄疸、癫狂、失眠、痰多、咳喘等。

第九式　三咽琼浆

1. 名称解释

古人把口中唾液称为琼浆玉液。本式练习中，练习者通过叩齿、搅海、鼓漱刺激唾液分泌，将唾液分 3 次全部咽下，起到养生保健的作用。

叩齿：空中咬牙。

搅海：舌头在口腔中有规律地搅动。

鼓漱：闭口鼓动两腮做漱口状。

咽津：将口中唾液咽下。

2. 动作方法

①接上式。随吸气，两臂内旋外分至体侧约60°，掌心向后；目视前方（图6-74）。

②随呼气，两臂外旋，掌心向前；继而两臂向前合拢，两掌叠于腹前，左手在里，右手在外，目视前方（图6-75）。接做叩齿36次，搅海左右各6次，鼓漱36次。

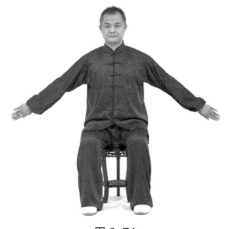
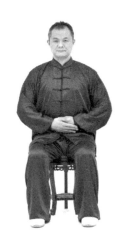

图6-74   图6-75

③随吸气，两掌沿任脉向上摩运至膻中穴，目视前方（图6-76）。

④随呼气，将口中的唾液咽下1/3；同时，两掌沿任脉向下摩运至气海穴，目视前方（图6-77）。

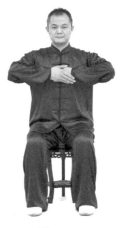
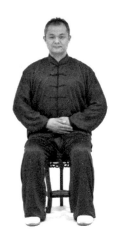

图6-76   图6-77

重复两遍动作②至动作④，口中的唾液分3次全部咽下。

3. 练习要点

①叩齿用力要轻,搅海速度宜缓且连贯,鼓漱时两腮鼓动要有节奏,咽津时宜汩汩有声。

②叩齿、搅海、鼓漱时自然呼吸,咽津时呼吸与动作协调配合。

③叩齿、搅海、鼓漱时意想口中产生琼浆玉液,咽津时意想琼浆玉液入丹田穴。

4. 健身功能

①中医认为,牙齿与肾脏关系密切。常叩牙齿,能起到固肾壮腰的作用。现代医学研究证实,叩齿能对牙周组织产生生理性刺激,可促进牙周组织的血液循环,增强牙周组织的抗病能力。

②搅海、鼓漱可刺激唾液的分泌。历代医学家、养生家都强调唾液的重要性,以"金津""玉液""琼浆"等美称称谓唾液。《黄帝内经》中有"脾为涎,肾为唾",认为唾液与脾、肾二脏密切相关。现代医学研究证实,唾液中含有免疫球蛋白、氨基酸、各种酶和维生素等,这些物质能参与机体新陈代谢和生长发育,增强机体的免疫能力。

5. 穴位注释

金津、玉液:位于口腔内,舌系带两侧静脉上,左为金津,右为玉液。主治口疮、舌强、舌肿、喉痹、呕吐、消渴、腹泻、失语等。

第十式　气息归元

1. 名称解释

归元,指回归本元或元气。收功时,意想全身各部位的气缓缓汇聚到下丹田穴,意守片刻,称为"气息归元"。

2. 动作方法

①接上式。随吸气,两掌外分,经体侧上抱至头顶上方,掌心向下,目视前方(图6-78至图7-80)。

②随呼气,两掌指尖相对,沿体前缓慢下按至腹前,目视前方(图6-81)。

重复两遍动作①、动作②。

③随吸气,两臂内旋外分至体侧约60°,掌心向后,目视前方(图6-82)。

④随呼气,两臂外旋,掌心向前;继而两臂向前合拢,两掌叠于腹前(男性左手在内,女性右手在内),目视前方(图6-83至图6-85)。

3. 练习要点

①上抱时速度要缓,下按时要松肩沉肘。

②动作与呼吸协调配合,上抱时吸气,下按时呼气。

③意在引气归入丹田穴。

4. 健身功能

通过上肢的上抱、下按、外开、合拢,引导气息的升、降、开、合,起到引气归元、收气静养的作用。

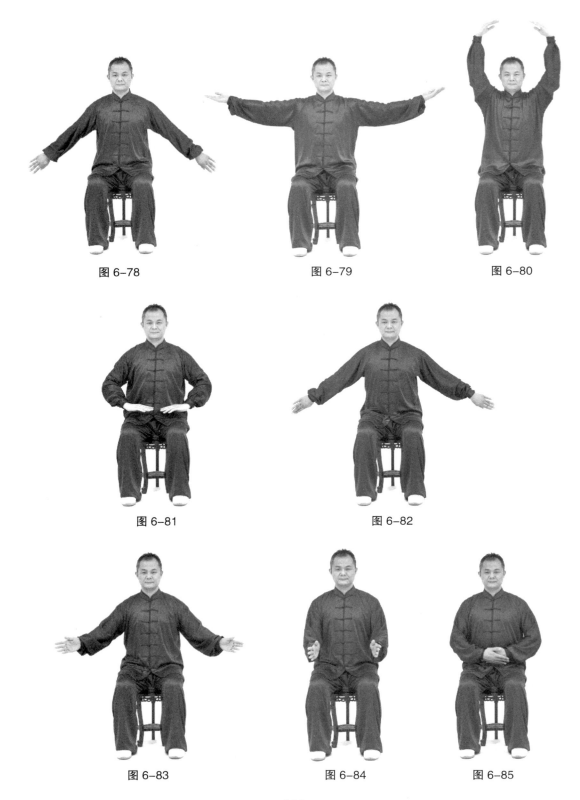

图 6-78 图 6-79 图 6-80

图 6-81 图 6-82

图 6-83 图 6-84 图 6-85

5. 穴位注释

丹田：位于小腹部，脐下 2 寸到 3 寸之间，包括关元、气海、神阙等穴位。

收势

1. 动作方法

两掌分开，置于大腿上方，中指尖对准鹤顶穴，目视前方（图 6-86）。

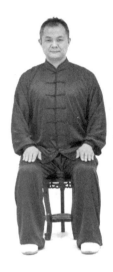

图 6-86

2. 动作要点

①上体中正，百会虚领。

②呼吸自然，出入绵绵。

③心无杂念，精神放松。

3. 健身功能

全身放松，心情愉悦，从练习状态逐渐恢复到自然状态。

参考文献

［1］杨柏龙．气功标准教程［M］．北京：北京体育大学出版社，2006.

［2］吴志超．导引养生史论稿［M］．北京：北京体育大学出版社，1996.

［3］吴志超．导引健身法解说［M］．北京：北京体育大学出版社，2002.

［4］张广德．导引养生功标准教程：基础篇［M］．北京：北京体育大学出版社，2001.

［5］张广德．导引养生学：功理卷［M］．修订本．北京：北京体育学院出版社，1993.

［6］张广德，胡晓飞．养生筑基功［M］．北京：北京体育大学出版社，2018.

［7］胡晓飞，庄永昌．体育养生功前热身［M］．北京：人民体育出版社，2020.

［8］刘天君．中医气功学［M］．北京：中国中医药出版社，2005.

［9］李永明，吴志坤．传统体育［M］．北京：中国中医药出版社，2016.

［10］邱丕相．中国传统体育养生学［M］．北京：人民体育出版社，2007.

［11］周伟良．中华民族传统体育概论高级教程［M］．北京：高等教育出版社，2003.

［12］吉布．图解千年导引术［M］．西安：陕西师范大学出版社，2007.

［13］王瑞元，苏全生．运动生理学［M］．北京：人民体育出版社，2012.

［14］国家体育总局健身气功管理中心．健身气功社会体育指导员培训教材［M］．北京：人民体育出版社，2007.

［15］国家体育总局健身气功管理中心．健身气功·易筋经［M］．北京：人民体育出版社，2021.

［16］国家体育总局健身气功管理中心．健身气功·五禽戏［M］．北京：人民体育出版社，2019.

［17］国家体育总局健身气功管理中心．健身气功·六字诀［M］．北京：人民体育出版社，2021.

［18］国家体育总局健身气功管理中心．健身气功·八段锦［M］．北京：人民体育出版社，2018．

［19］中国健身气功协会．走进健身气功［M］．北京：北京体育大学出版社，2006．

［20］国家体育总局健身气功管理中心．健身气功·十二段锦［M］．北京：人民体育出版社，2010．

［21］黄健，朱慧勤．简明气功辞典［M］．上海：上海科学技术出版社，2000．

［22］郭海英．中医养生学［M］．北京：中国中医药出版社，2009．

［23］杨文轩，陈琦．体育原理［M］．北京：高等教育出版社，2004．

［24］王光．民族传统体育养生［M］．上海：上海大学出版社，2006．

［25］迟永柏，田芳，李翠霞．学校传统保健体育教程［M］．北京：中医古籍出版社，2007．